1日2杯 脂肪燃焼！

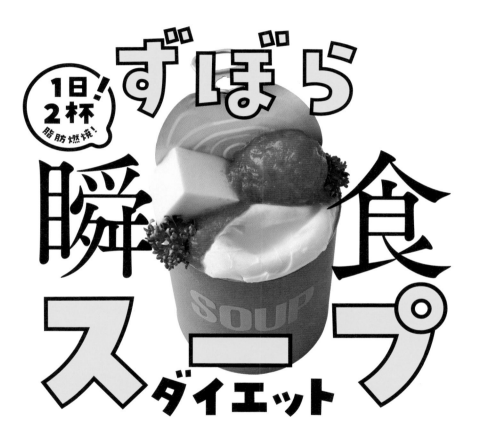

ずぼら瞬食スープダイエット

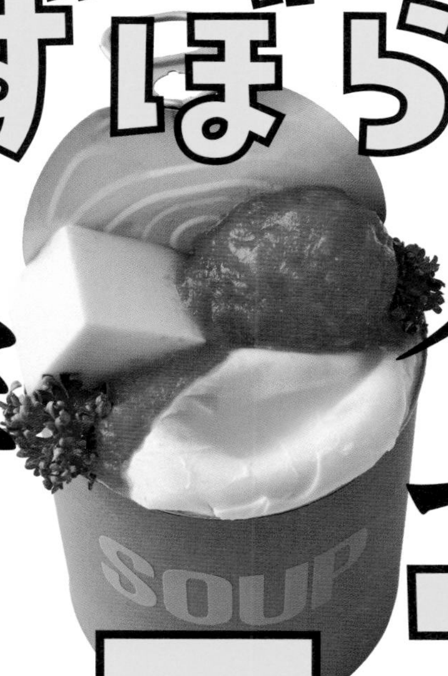

保健師・ダイエット講師

松田リエ

小学館

はじめに

今、世の中にはたくさんのダイエット情報が出回っています。多くの方が「どんな情報が自分に合ったダイエット法なのか？」と最善のダイエット方法を探し求めていることでしょう。いったいどれだけの方が、理想の体型を手に入れることができているでしょうか？　かくいう私自身も過去は失敗を繰り返し、みなさんと同じように悩んでいました。しかし今はダイエットに成功し、リバウンドなしで体型をキープできています。その秘密は実体験をもとに、すぐ食べられて、すぐやせ体質になれる「瞬食」というメソッドにたどり着いたから。

前作『ずぼら瞬食ダイエット』を出版してから、本当に多くの方から反響をいただきました。「10年以上体型に悩んでいたが、たんぱく質を意識すること３ヶ月。お腹の肉がスルッと落ちた」「健康的なダイエットで信じられないほど効果あり！」など。なかには半月で自然に８kgやせた方も。「瞬食で一生もののやせ体質」を手に入れ、人生を一変させた方が多いことを実感しています。

脂肪を落としたいなら、運動よりまずしっかり食べて代謝を上げる

脂肪を落とすためにハードな運動や筋トレは必要ありません。それは、女性が男性の20分の１程度しか筋肉がつかないこと、そもそも運動によって消費するカロリーは驚くほど少ないためです。とはいえ、食事制限も必要ありません。「食べないダイエット」はリバウンドの原因となり、筋肉

が落ちて脂肪だけが上乗せされてしまいます（詳しくは72ページ参照）。

ではどうすればいいの？　それは「おいしく食べて代謝を上げること」がもっとも効率的です。運動による代謝は代謝全体の25％ほどであるのに対し、基礎代謝量[*1]は代謝の60％を占めており[*2]、基礎代謝量は食事を整えるだけで簡単にアップできます。さらに食事で栄養がしっかりとれると細胞レベルで体の働きがよくなり、自然と代謝を高めることができるんです。

「瞬食スープ」は脂肪が落ちるすべての要素が詰まっている

食べて代謝を上げるコツには「体を温める」「栄養のバランスをとる」「たんぱく質や食物繊維をしっかりとる」「糖質と脂質は適量」などがあります。なんと「瞬食スープ」なら、それらのすべてが1杯で叶えられるんです！　スープは、ダイエット初心者でも食事制限に失敗しがちな人でもとりかかりやすく、食べ過ぎが続いたときの食事コントロールにも向いています。スープの効能が叫ばれて久しいですが、やっぱりダイエットにおいても「スープは最強」であると言えるでしょう。本書では「瞬食」のメソッドに基づき、ずぼらさんでも料理が苦手な人でも簡単に作れて継続できる「瞬食スープ」のレシピをまとめました。

あなたが太ってしまった根本の原因は、必ず日々の食生活のなかにあります。本気で自分自身の食事と向き合いましょう。この本を手にとってくださったみなさんも、長年続くダイエットを卒業し、人生を変えるチャンスです。今すぐ瞬食スープ生活を始めてみませんか？

松田リエ

＊1　生きているだけで消費されるエネルギー
＊2　厚生労働省e-ヘルスネット「身体活動とエネルギー代謝」（2019年6月5日情報）

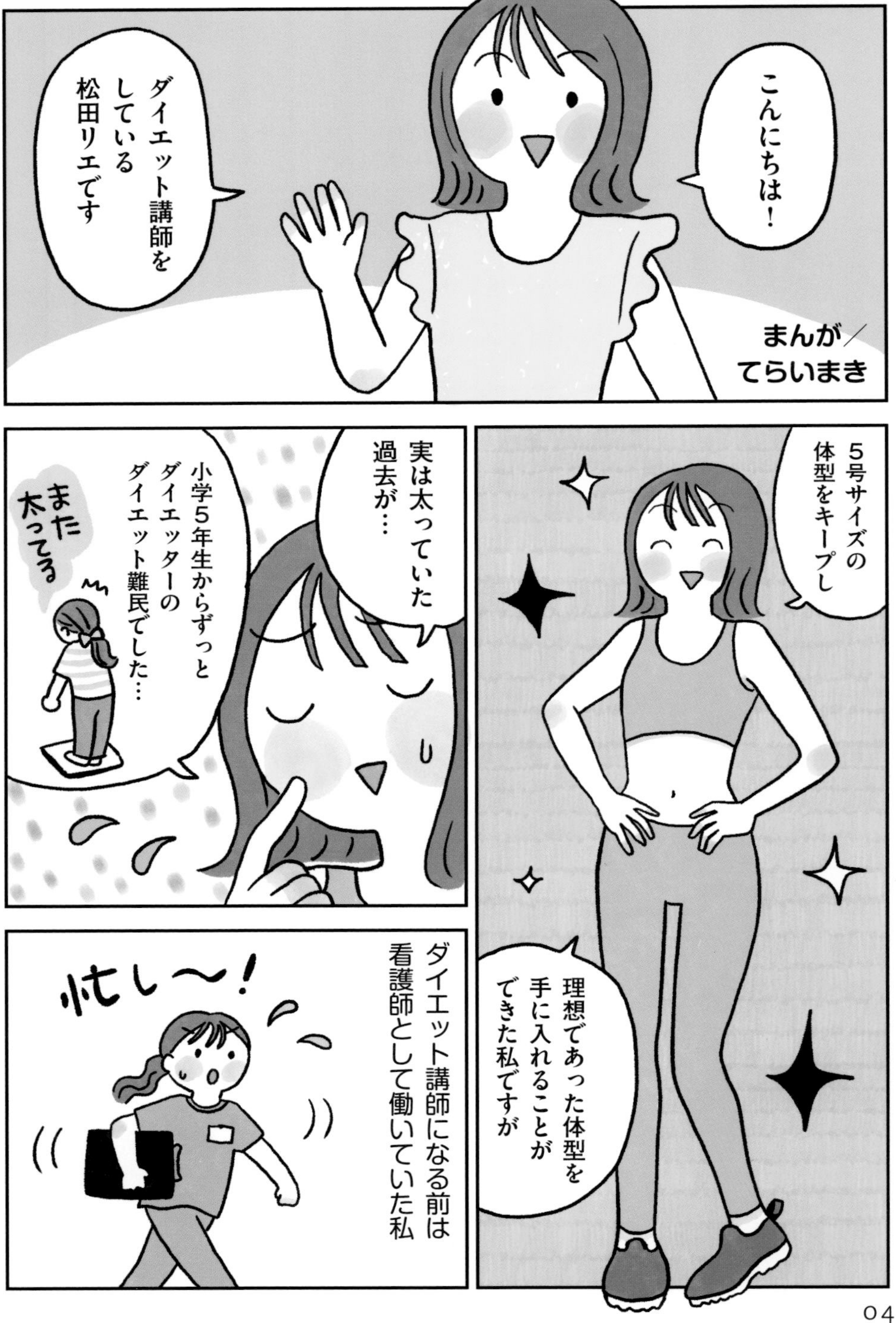
こんにちは！
ダイエット講師をしている松田リエです
まんが／てらいまき
5号サイズの体型をキープし
理想であった体型を手に入れることができた私ですが
実は太っていた過去が…
小学5年生からずっとダイエッターのダイエット難民でした…
また太ってる
ダイエット講師になる前は看護師として働いていた私
忙し〜！

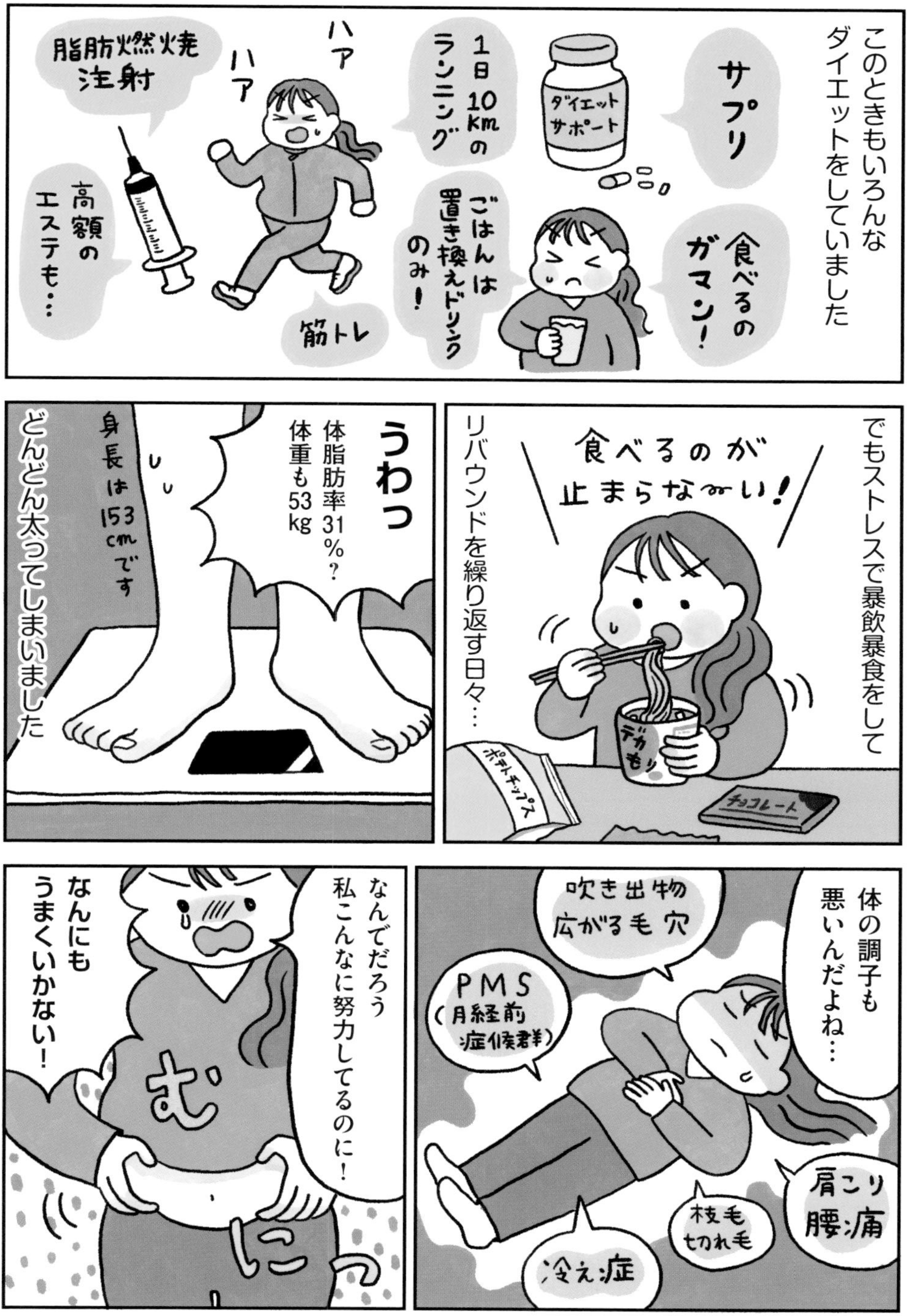
このときもいろんなダイエットをしていました
サプリ
ダイエットサポート
食べるのガマン!
1日10kmのランニング
ハア ハア
ごはんは置き換えドリンクのみ!
脂肪燃焼注射
筋トレ
高額のエステも…
でもストレスで暴飲暴食をして
食べるのが止まらな〜い!
リバウンドを繰り返す日々…
デカもり
ポテトチップス
チョコレート
うわっ
体脂肪率31%? 体重も53kg
身長は153cmです
どんどん太ってしまいました
体の調子も悪いんだよね…
吹き出物 広がる毛穴
PMS(月経前症候群)
肩こり 腰痛
枝毛 切れ毛
冷え症
なんでだろう私こんなに努力してるのに!
なんにもうまくいかない!
むにっ

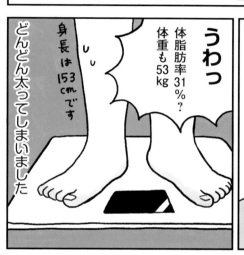

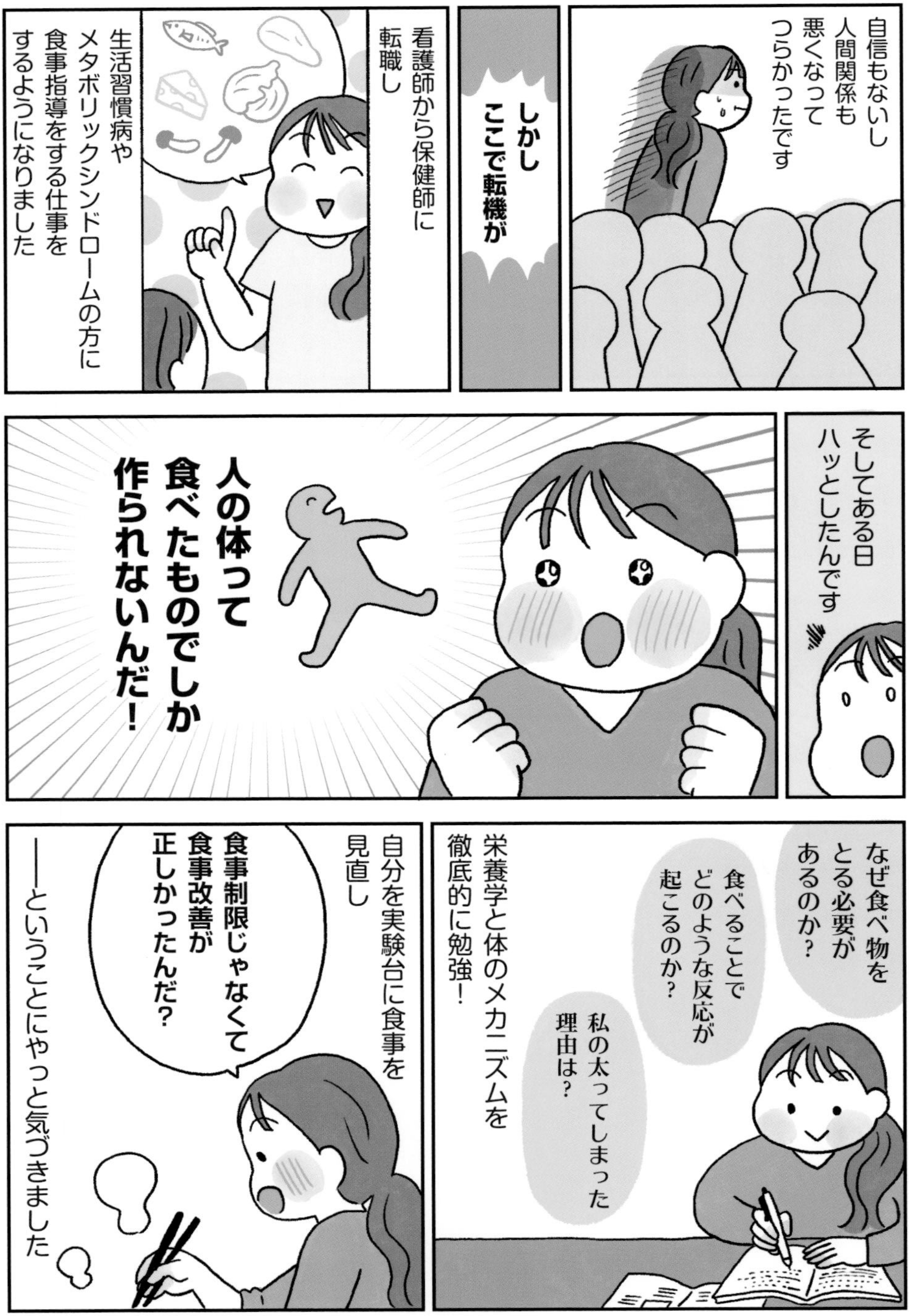
自信もないし
人間関係も
悪くなって
つらかったです
しかし
ここで転機が
看護師から保健師に
転職し
生活習慣病や
メタボリックシンドロームの方に
食事指導をする仕事を
するようになりました
そしてある日
ハッとしたんです
人の体って
食べたものでしか
作られないんだ！
なぜ食べ物を
とる必要が
あるのか？
食べることで
どのような反応が
起こるのか？
私の太ってしまった
理由は？
栄養学と体のメカニズムを
徹底的に勉強！
自分を実験台に食事を
見直し
食事制限じゃなくて
食事改善が
正しかったんだ？
——ということにやっと気づきました

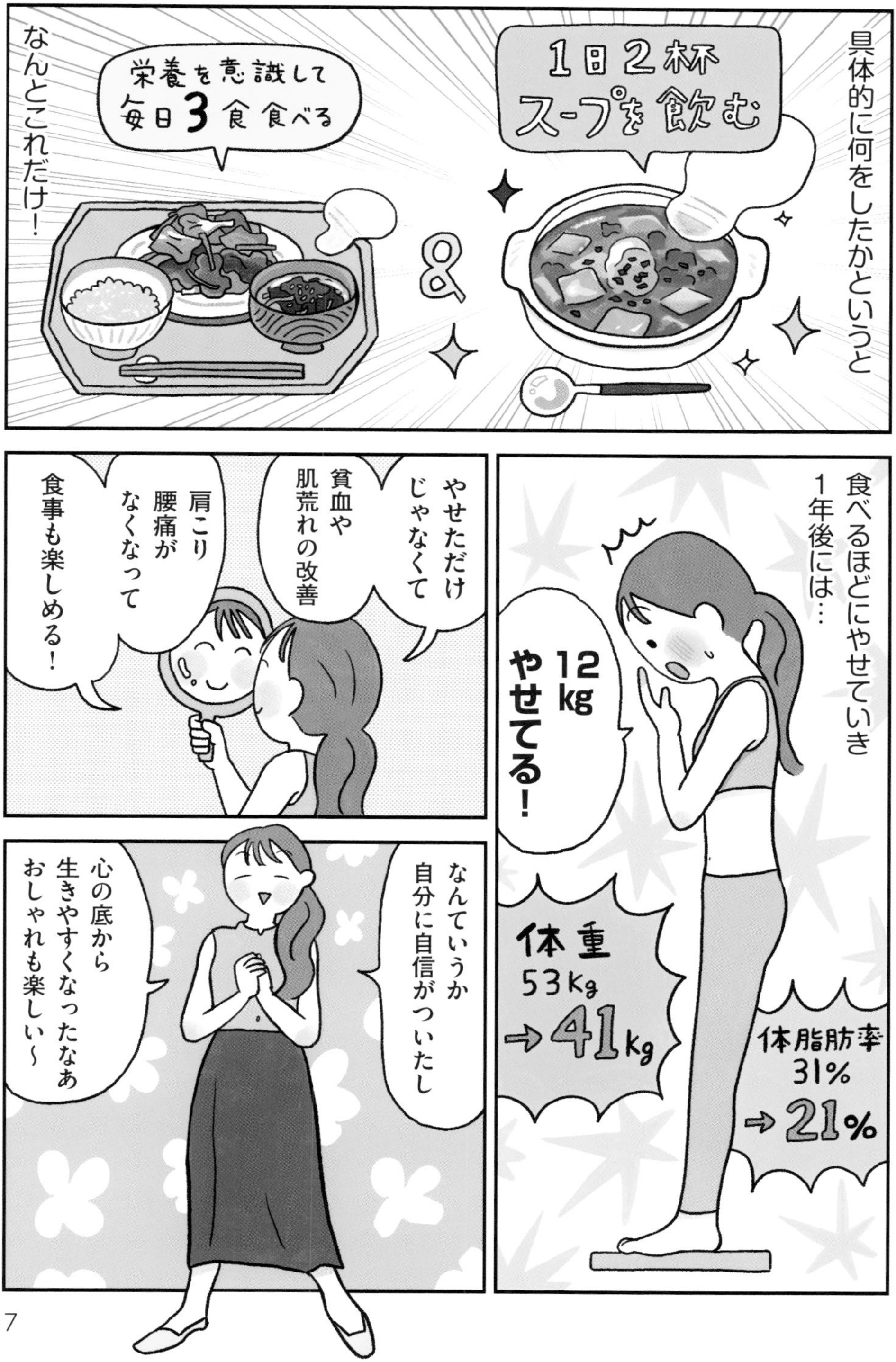
具体的に何をしたかというと
1日2杯スープを飲む
&
栄養を意識して毎日3食食べる
なんとこれだけ!
食べるほどにやせていき1年後には…
12kgやせてる!
体重53kg→41kg
体脂肪率31%→21%
やせただけじゃなくて貧血や肌荒れの改善
肩こり腰痛がなくなって食事も楽しめる!
なんていうか自分に自信がついたし
心の底から生きやすくなったなあおしゃれも楽しい〜

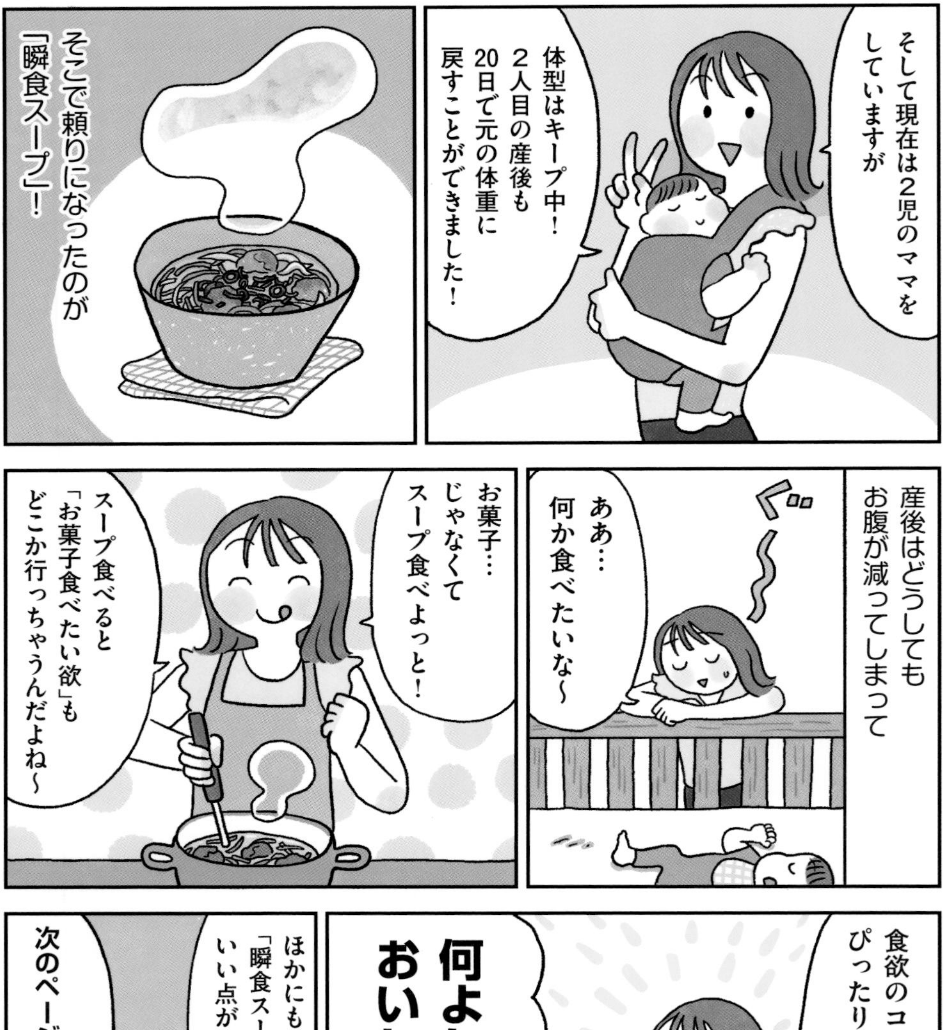
そして現在は2児のママをしていますが
体型はキープ中！２人目の産後も20日で元の体重に戻すことができました！
そこで頼りになったのが「瞬食スープ」！
産後はどうしてもお腹が減ってしまって
ぐ〜
ああ…何か食べたいな〜
お菓子…じゃなくてスープ食べよっと！
スープ食べると「お菓子食べたい欲」もどこか行っちゃうんだよね〜
食欲のコントロールにぴったりだし
何よりおいしい！
ほかにも「瞬食スープ」はいい点がたくさん
次のページで紹介します！

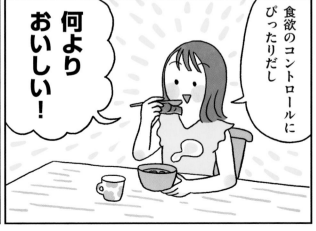

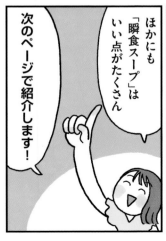

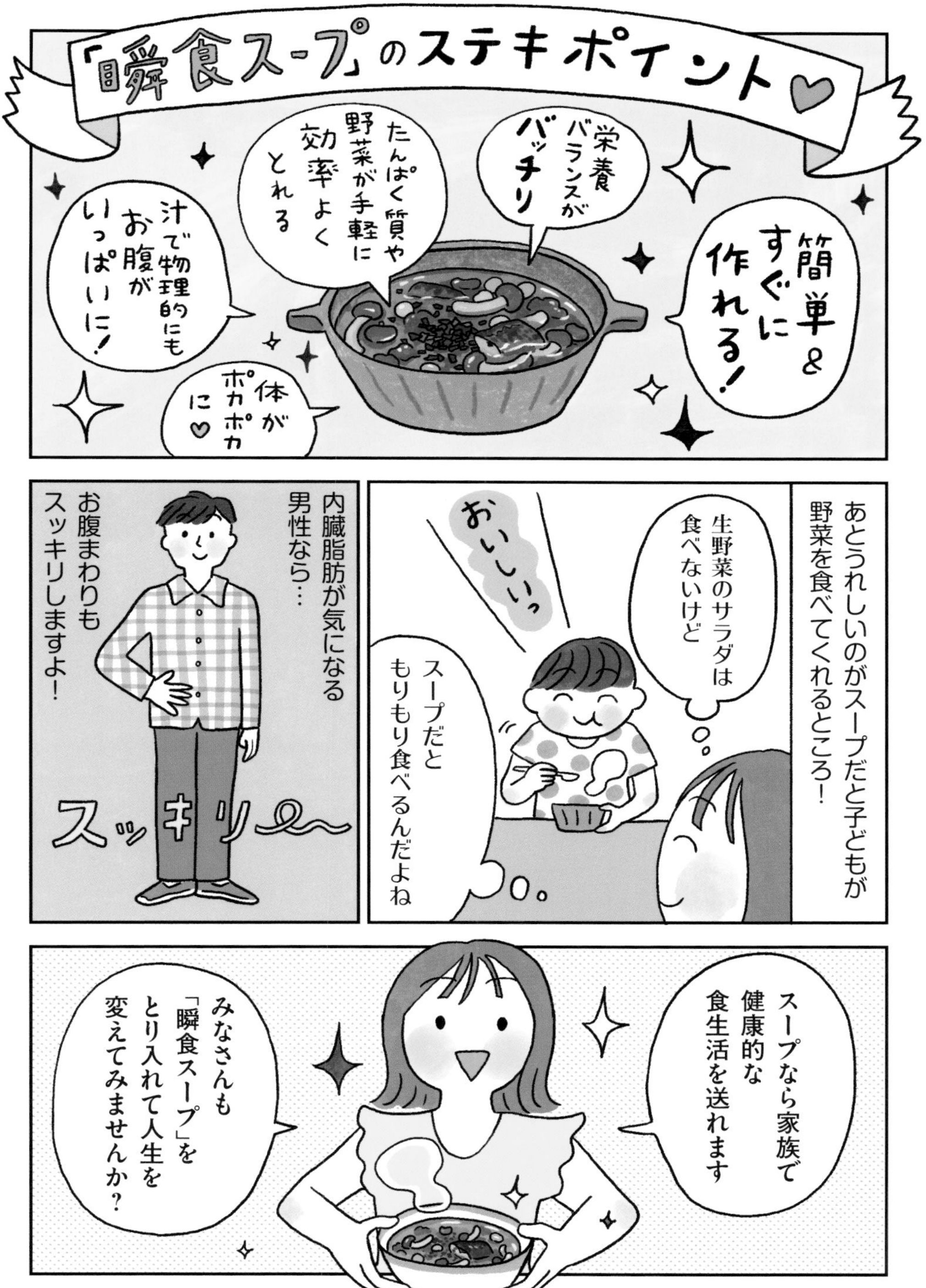
「瞬食スープ」のステキポイント♡
簡単&すぐに作れる!
栄養バランスがバッチリ
たんぱく質や野菜が手軽に効率よくとれる
汁で物理的にもお腹がいっぱいに!
体がポカポカに♡
あとうれしいのがスープだと子どもが野菜を食べてくれるところ!
おいしいっ
生野菜のサラダは食べないけど
スープだともりもり食べるんだよね
内臓脂肪が気になる男性なら…
お腹まわりもスッキリしますよ!
スッキリ〜
スープなら家族で健康的な食生活を送れます
みなさんも「瞬食スープ」をとり入れて人生を変えてみませんか?

「瞬食スープ」で やせる! & 一生太らない!

マンガでご覧いただいた通り、私の心と体は食事改善を機に劇的に変わりました。3食おいしく食べるだけでキレイに脂肪が落ちて、1年後には12kgやせていたのです。

そして、3食おいしく食べるための秘密のレシピが、「瞬食スープ」。たんぱく質や野菜が入った温かいスープやみそ汁などの汁ものを1日2杯飲むだけで、代謝がどんどん上がりました。やせるだけでなく全身の調子がよくなり、自分に自信を持てるようになったのです。

「瞬食スープ」はとにかく簡単だから、無理なく続けられるのがいいところ。ハードな運動やガマンは必要ありません。おかげで現在も体重・体脂肪率はそのまま、リバウンドなし。体型キープに役立っていますし、第2子出産後もたった20日間で元の体重&ペタンコのお腹に戻すことができました！

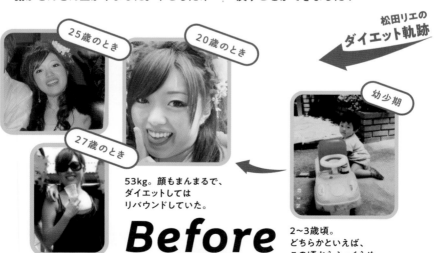

松田リエの
ダイエット軌跡

幼少期

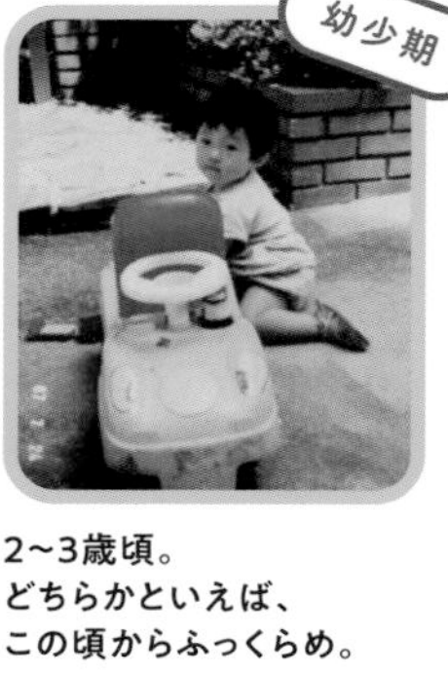

2~3歳頃。
どちらかといえば、
この頃からふっくらめ。

20歳のとき

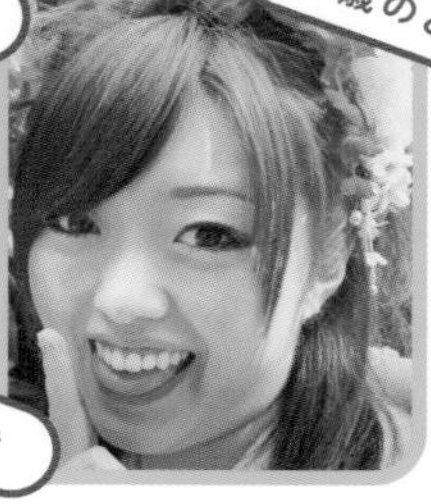

53kg。顔もまんまるで、
ダイエットしては
リバウンドしていた。

25歳のとき

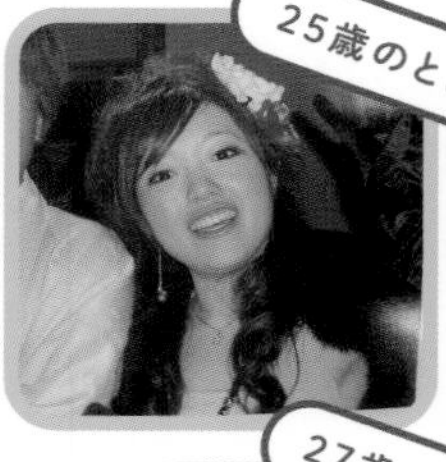

27歳のとき

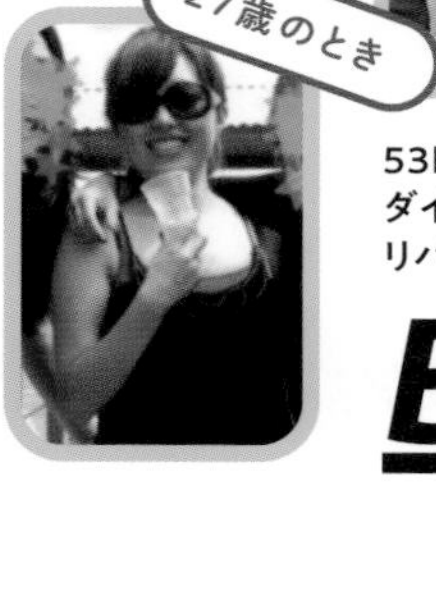

Before

スープのおかげでリバウンドなし!

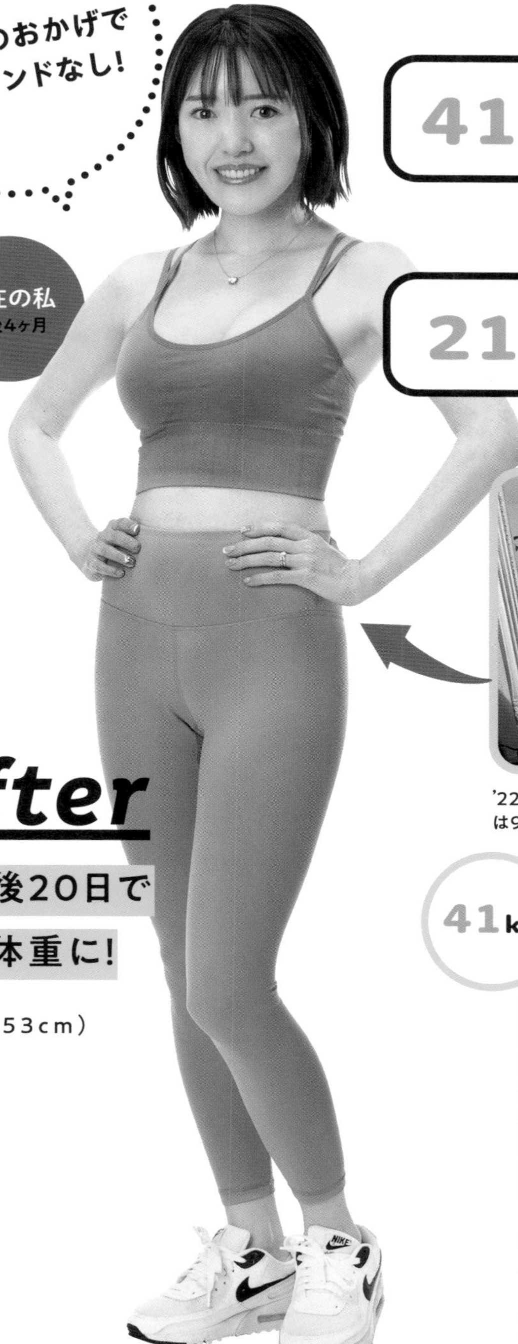

現在の私
産後4ヶ月

体重
41kg ← 53kg
-12kg

体脂肪率
21% ← 31%
-10%

After

出産後20日で
元の体重に!

（身長：153cm）

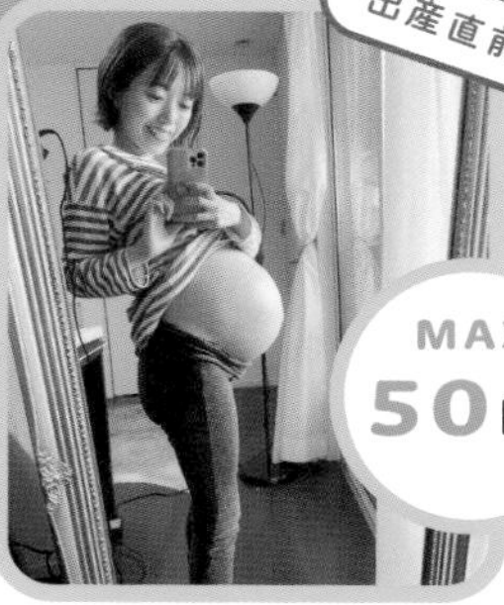

出産直前

MAX
50kg

'22年末、第2子出産時は9kg増。妊娠中でも"瞬食"で健康的に。

41kg

35歳のとき

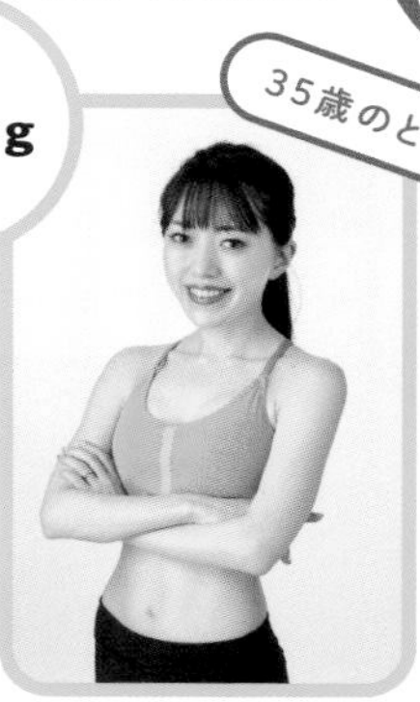

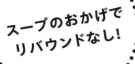

27歳で食事改善しダイエット成功。初の著書『ずぼら瞬食ダイエット』出版時も-12kgキープ。
（撮影／伊田淑乃）

私たちも「瞬食スープ」でやせました!

「瞬食スープ」でダイエットに成功したみなさんの声をお届けします。
体重が減るのはもちろん、体温アップ、腸内環境改善、
メンタルの安定などさまざまなうれしい効果が！

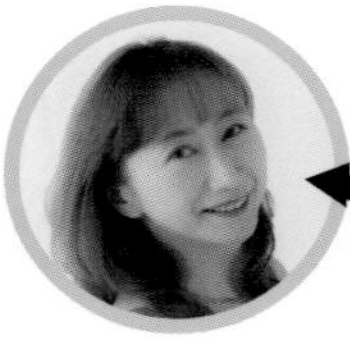

After

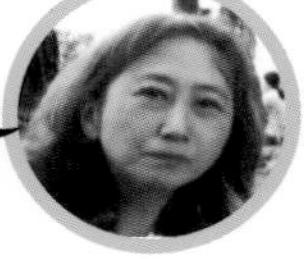

Before

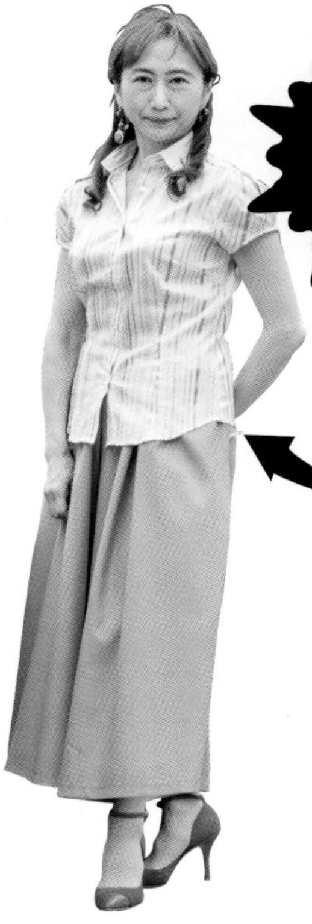

1年で
-8kg

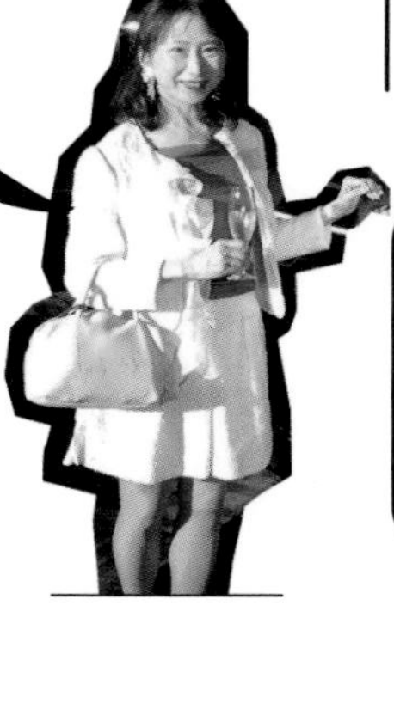

50代　香坂杏奈さん

（身長:156cm）

体重をキープしやすくなり 体も心も軽くなった!

朝と夜に「瞬食スープ」を飲む習慣を続けています。スープはシンプルだから、食べるときの気分で「味変」できるのもいいですね。スパイスやガーリック、しょうゆを入れたりして楽しんでいます。また毎朝みそ汁を飲むようにしたら、足がつらなくなって体が動かしやすく、落とした体重も維持しやすくなりました。自分の存在価値を認められた感じがして、イキイキと生きていられるようになったと思います。まさに、体も心も軽くなりました!

体重

53kg

↓

45kg

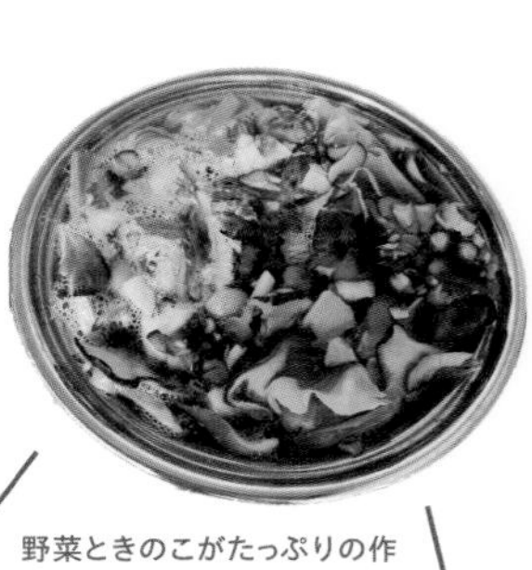

野菜ときのこがたっぷりの作り置きスープを作って、「味変」しながら食べています。

40代

中村ももさん
（身長:156cm）

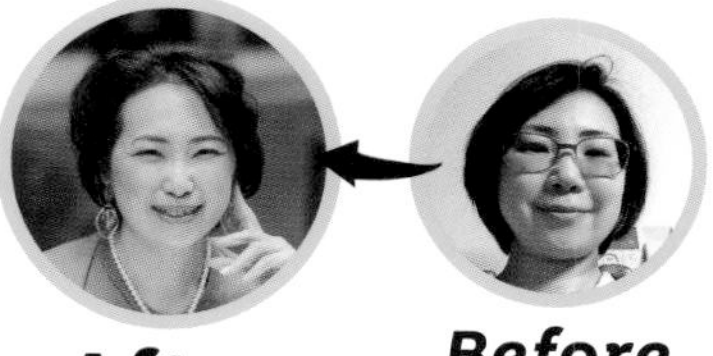

After　Before

4か月で
-6.3kg

具だくさんのみそ汁を飲んで疲れにくく、アクティブに動けるように！

これまでは午前中にひとつ予定をこなすだけでヘトヘトになってしまい、昼寝が必要なほどでした。今では1日3～4つ予定をこなしてもへっちゃらなんです。「瞬食スープ」はみそ汁、すまし汁、スープなどいろいろ食べていますが、食後は体の内側から温まるのを感じますね。具だくさんにすると、より効果を感じます。緑黄色野菜や、ねぎ、キャベツなど冷蔵庫にあるものをどんどん入れられるのもいいですね。塩分も抑えられていると感じます。

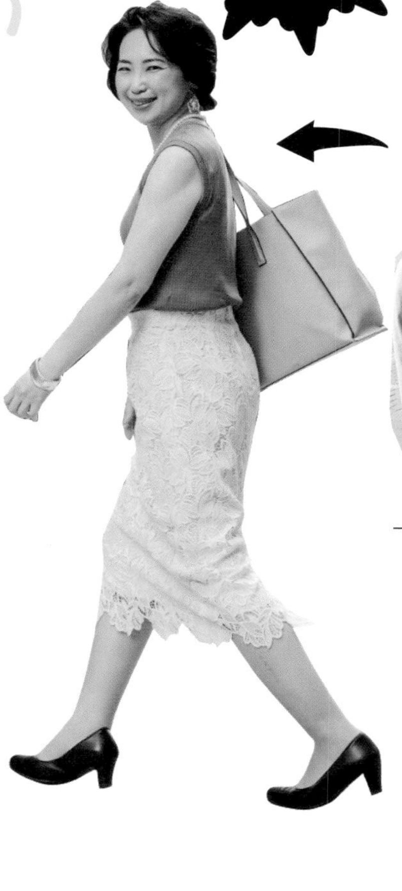

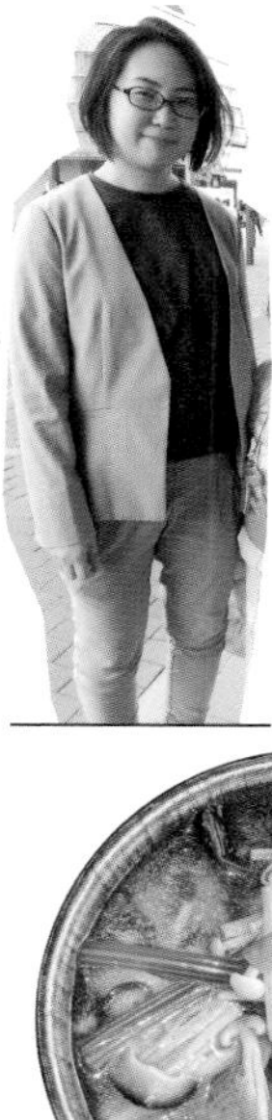

体重
60.4kg
↓
54.1kg

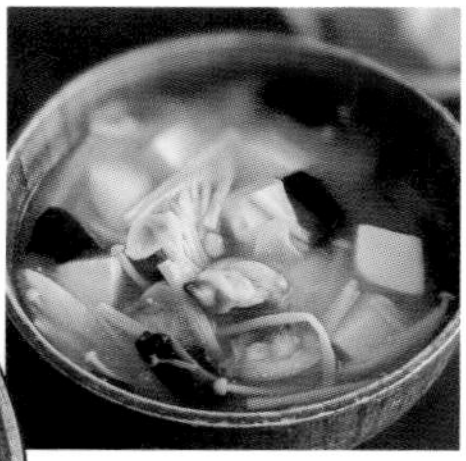

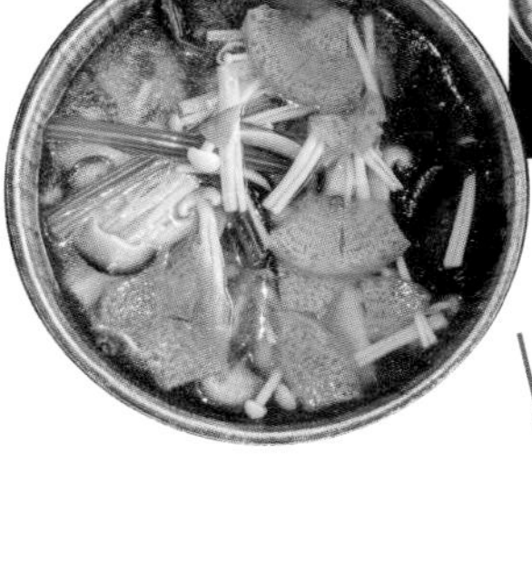

わかめ、きのこ、野菜のみそ汁をよく作ります。沸騰させないようにみそを入れて、風味も楽しんでいます。

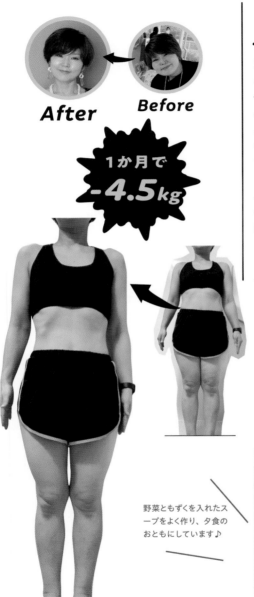

After　**Before**

1か月で -4.5kg

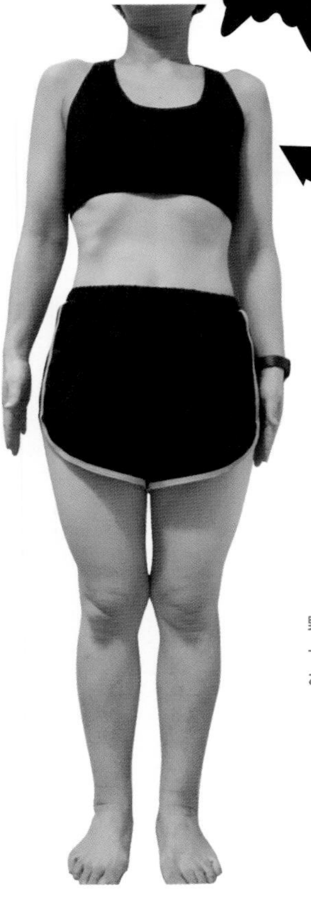

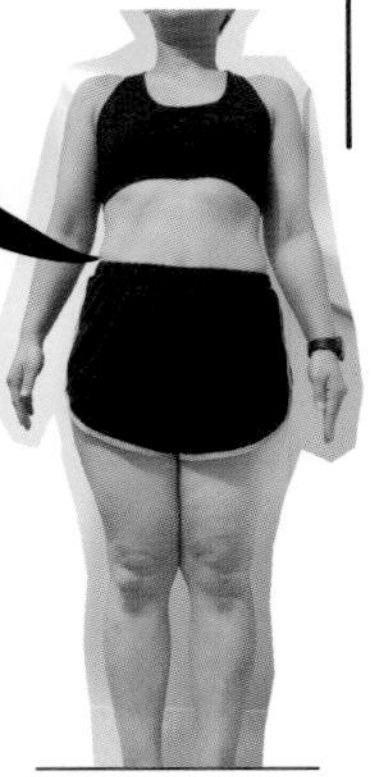

40代　北川恵里奈さん

（身長:158cm）

食欲がコントロールできてイライラがなくなった!

みそ汁、豆乳のスープ、野菜やもずくのスープを飲んでいます。よくイライラして子どもに怒っていたのですが、食欲がコントロールできるようになると、感情的にならずに向き合えるように。これまで月に5000円以上お菓子代に使っていたのですが、「瞬食スープ」のおかげでお腹いっぱいになり、ほとんど買わなくなりました！　外食が減り、食事が楽しみになったのもうれしいですね。毎日鏡を見るのも楽しみになっています。

体重

60kg

↓

55.5kg

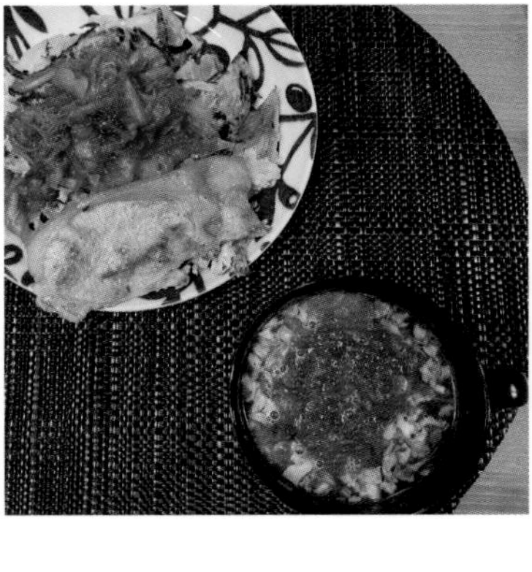

野菜ともずくを入れたスープをよく作り、夕食のおともにしています♪

40代 さかざき美保さん
（身長:162cm）

きのこたっぷりのみそ汁で腸内環境改善、基礎体温も上昇！

4か月で -4kg

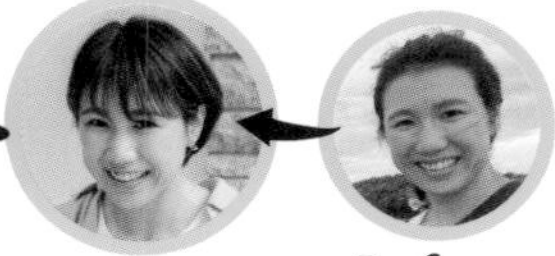

After　Before

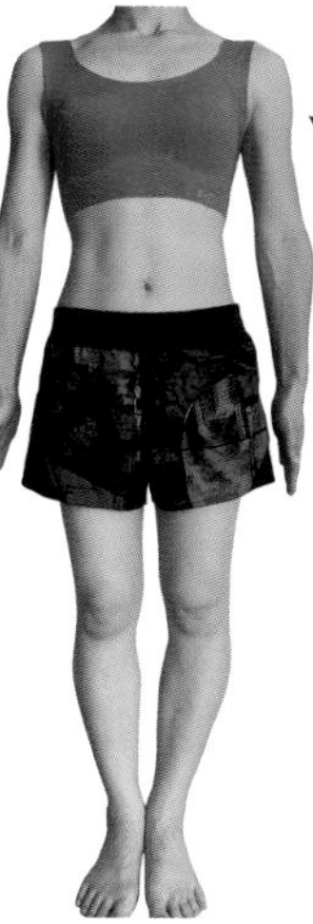

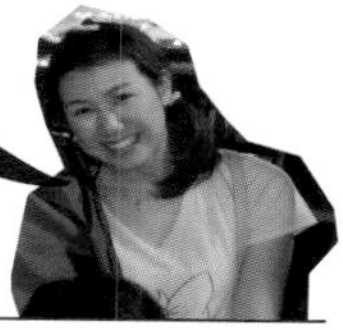

体重
54kg
↓
50kg

「瞬食スープ」のおかげで、満腹感が得られるようになり、腸の調子がよくなり、基礎体温も上がって 4kg 減に。あとは、とにかくメンタルが大きく変わりました。以前は毎日イライラすることが多く、恥ずかしながらまわりに当たり散らしていました（笑）。今ではご機嫌な毎日を過ごしており、家族との関係が劇的によくなりました。職場でも良好な人間関係を築けています。髪質や肌の調子もよくなりました。繰り返しできていた吹き出ものがなくなり、ワントーン明るくなりました！

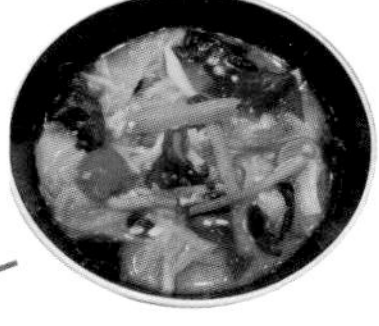

きのこ 4～5 種類を冷凍していて、具だくさんのみそ汁にして毎日、特に夜ごはんで飲んでいます。わかめ、切り干し大根、しょうが、さば缶を入れることも！

50代 寺田美文さん
（身長:157cm）

洋服のサイズがL→Sに。肩こりが改善して体が軽い！

しっかり食べてやせられたので、食べることに罪悪感がなくなりました。また、食べ過ぎても、すぐに調整できる方法を知っている安心感があり、食事が楽しいです。体調面では、代謝が上がり、冷え・肩こりを感じなくなりました。また体が軽くなり、階段の上り下りが楽にできます！　洋服のサイズがＬからＳになって、今までの洋服がゆる過ぎて買い替えの出費が心配（笑）。でも、おしゃれを楽しめるのがうれしいです。

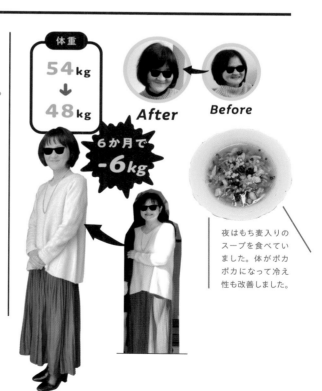

体重
54kg
↓
48kg

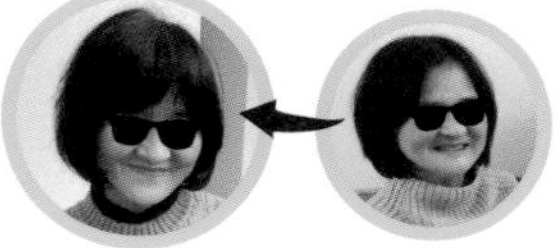

After　Before

6か月で -6kg

夜はもち麦入りのスープを食べていました。体がポカポカになって冷え性も改善しました。

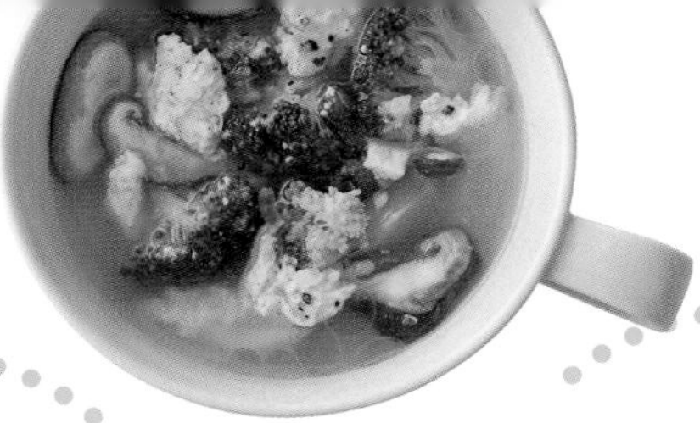

1食で
おかずにも、
ごはんにもできる!

満腹感抜群!
食欲コントロール&
カロリー調整に使える

「瞬食スープ」で食べるほど脂肪が落ちていく!

ずぼらさんでも簡単すぎて続けられる「瞬食スープ」。
ダイエットにおすすめの理由はこれ!

1食で栄養が
まんべんなくとれる

汁ものだから、
物理的にお腹がふくらむ!

糖質や脂質を
ほどよくカットできる

たんぱく質が手軽にとれて
代謝が爆上がり!

即席&煮るだけ。
すぐに作れて
ストレスなし

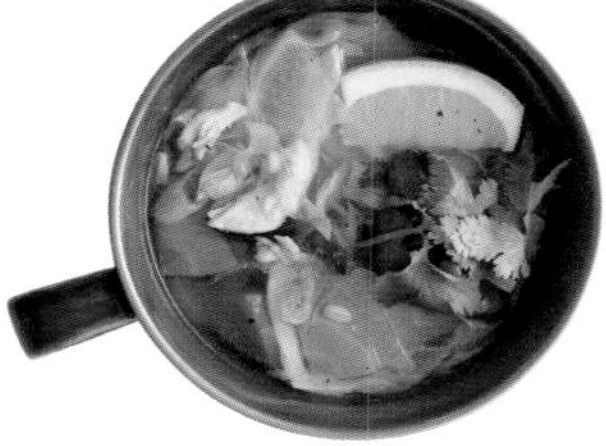

野菜がたっぷり。
便秘解消&美肌効果も

体がポカポカ温まり、
冷えが解消して
「燃える体」に

スープに染み出した
ビタミン・ミネラルを
丸ごととれる

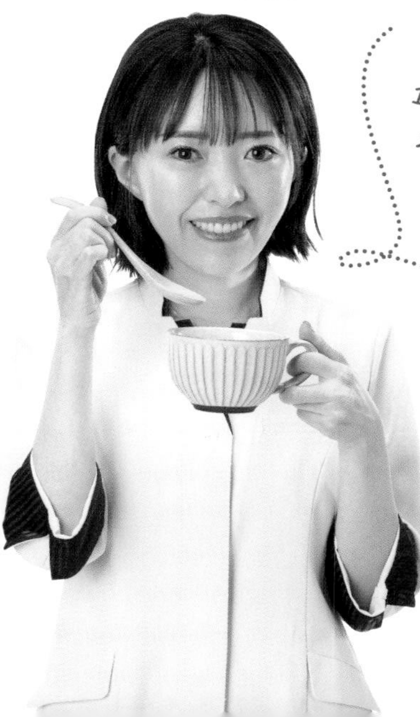

食べるだけでOK!
ガマンも運動も
必要なし!

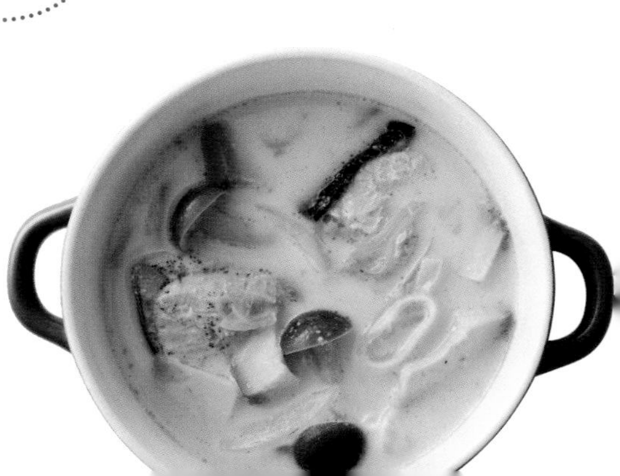

もくじ

Soup 3

Soup 4

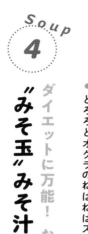

Soup 5

Soup 6

[本書の見方]
＊電子レンジは600Wを基準にしています。
＊１カップは200cc、大さじ１は15cc、小さじは５ccを表します。
＊エネルギー、たんぱく質量は１人分のものです。

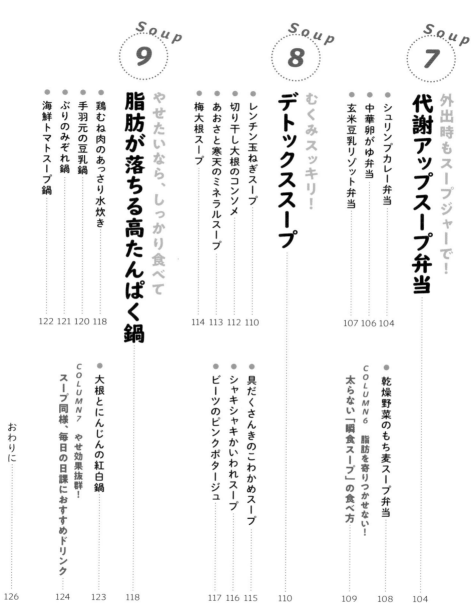

Soup 1

目標は1日2杯

作り置き瞬食スープ

基本＋アレンジ

1 鶏むね参鶏湯
P24～

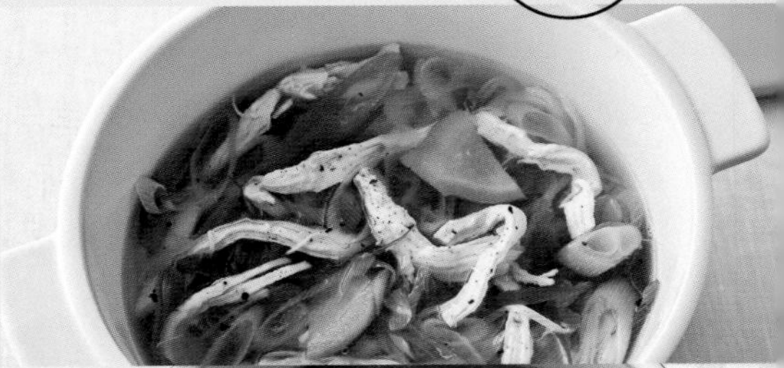

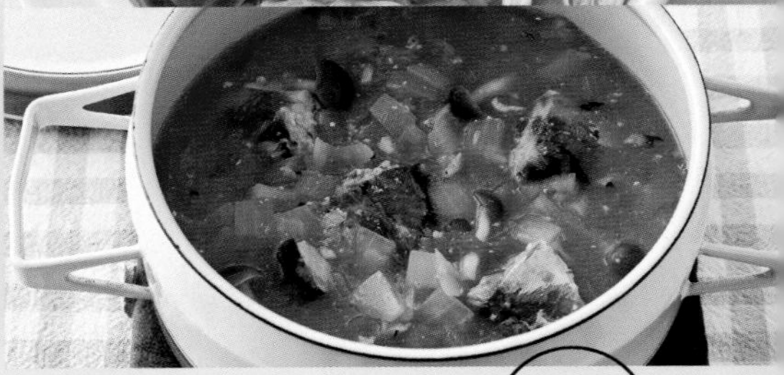

2 さば缶ミネストローネ
P28～

3 おかず豚汁
P32～

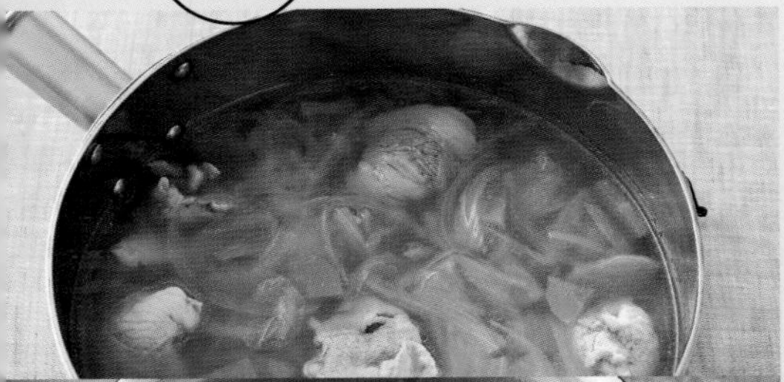

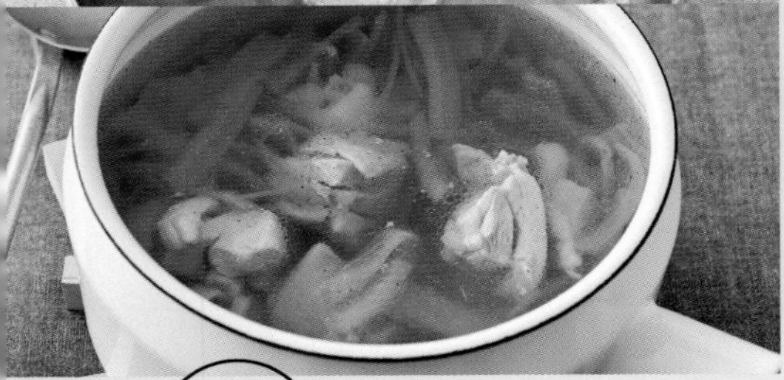

4 鶏もも肉の中華スープ
P36～

〝味変〟で飽きずに食べられる最強の食べるダイエットスープ

ずぼらさんに
おすすめ!
作り置きスープ

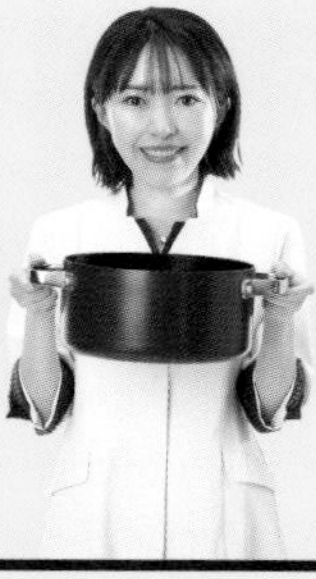

瞬食スープの基本は1日2杯を飲むこと。それを簡単に叶えられるのが、作り置きスープです。たんぱく質たっぷりのスープを作っておいて、2杯目からは野菜や豆乳、もち麦などの好きな食材を加えたり、調味料で味を変えていくだけ! 手軽に作れるうえ、味わいや食感を変えながら飽きることなく食べられるから、ラクに代謝を上げてやせられますよ。

作り置き瞬食スープのポイント

1
基本のスープはたんぱく質を主人公にして

筋肉の材料となり代謝アップにつながるたんぱく質は、瞬食スープの基本。肉や魚をメイン食材にして、脂肪を燃やしましょう。立派なおかずスープになります。

2
アレンジは冷凍野菜、乾物を活用!

基本のスープをアレンジするときは、さっと加えられるカット野菜や冷凍野菜、乾物などがおすすめ。手軽に栄養をプラスできます。

3
満腹感はもち麦、玄米、しらたきでヘルシーに

体のエネルギー源になる炭水化物は適量を食べてOK。スープに、白米ではなく、食物繊維が多いもち麦や玄米をプラスすればごはん代わりに。麺ならしらたきで代用を。

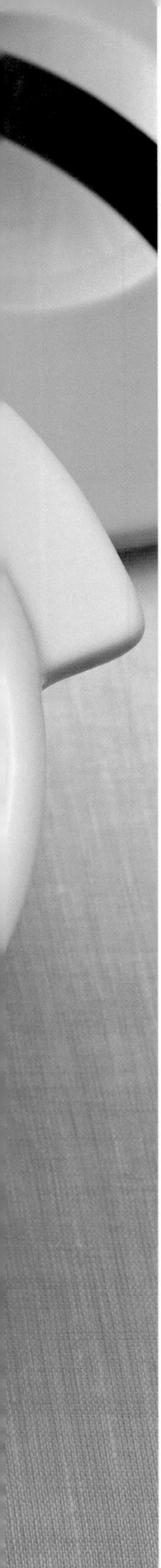

基本のスープ ①

**ヘルシーな鶏むね肉はダイエットスープの代表選手！
根菜、もち麦、エスニック風味づけと
どんな食材とも相性抜群です。**

低脂肪＆高たんぱくなスープ
しょうがとねぎで血流アップ

鶏むね参鶏湯《サムゲタン》

材料（4食分）

鶏むね肉……2/3枚（200g）
長ねぎ……1本
しょうが、にんにく……各1片
水……4カップ
鶏ガラスープの素……小さじ2
塩……小さじ1/2
黒こしょう……少々

作り方

❶長ねぎは斜め切りにする。しょうがは皮つきのままスライスする。にんにくはつぶす。
❷鍋に黒こしょう以外の材料をすべて入れ火にかけ、沸騰したらふたをし、弱火にして5分煮込む。
❸鶏むね肉をとり出して粗熱をとり、食べやすい大きさに割く。鍋に戻し入れて温め、黒こしょうをふる。

エネルギー	たんぱく質
67 kcal	10.1 g

ポイント食材
たんぱく質
鶏むね肉

おすすめ
時間帯

・ほっとく煮

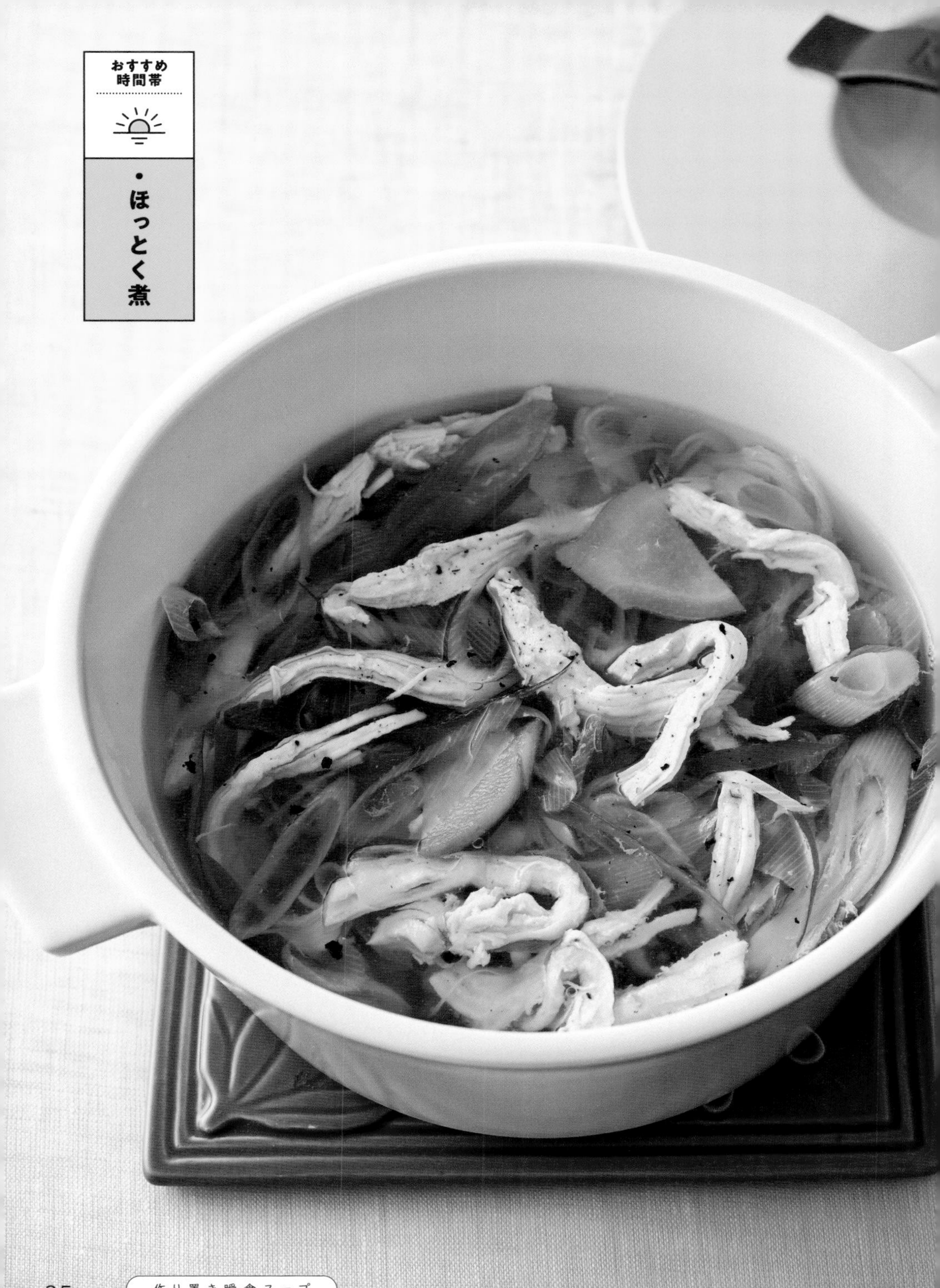

根菜参鶏湯

アレンジ 1

美容にいいにんじんと
デトックス効果◎の大根を追加

材料と作り方（3食分）

にんじん1/4本、大根2cm（50g）はそれぞれいちょう切りにする。【鶏むね参鶏湯】の残り（3食分）ににんじん、大根を加え、やわらかくなるまで煮る。

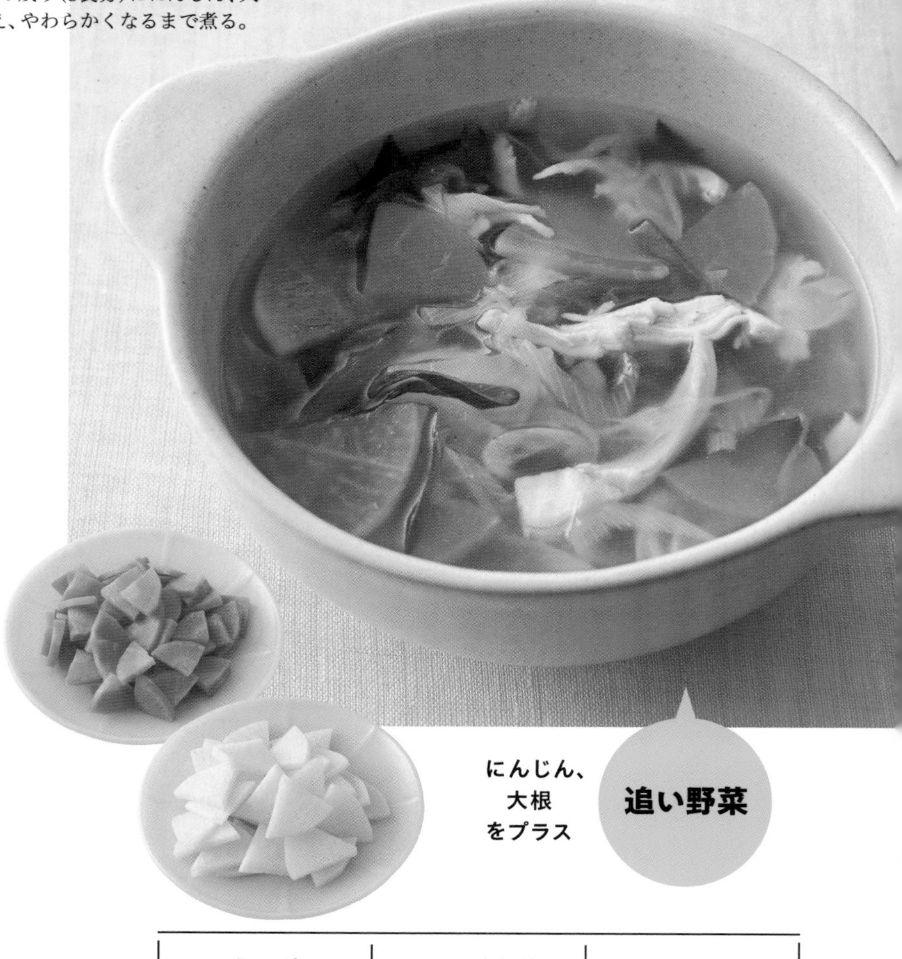

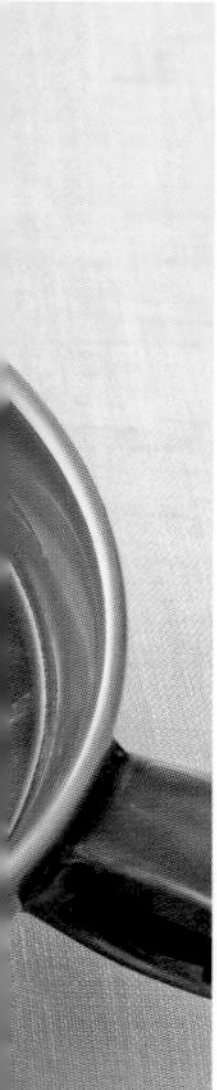

にんじん、
大根
をプラス

追い野菜

エネルギー	たんぱく質	おすすめ時間帯
73 kcal	10.2 g	☽

アレンジ 2

もち麦で満腹ごはんに
白米より糖質カットできる!

もち麦参鶏湯

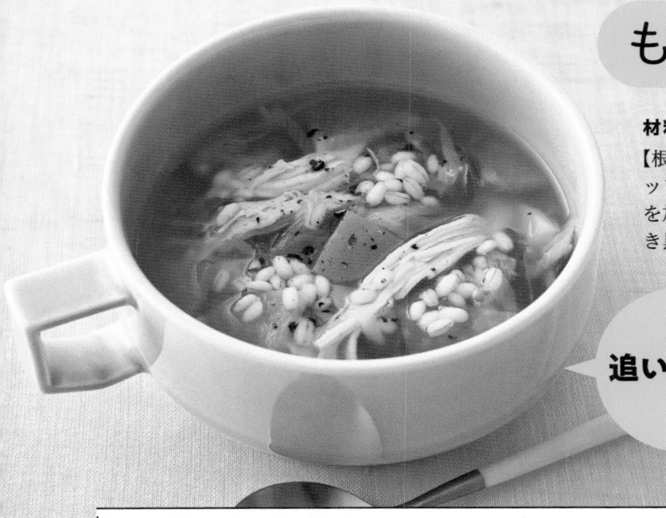

材料と作り方(2食分)

【根菜参鶏湯】の残り(2食分)に水1カップを加えて沸かし、もち麦大さじ2を加えて5分ほど煮る。器に盛り、粗びき黒こしょうをふる。

追いもち麦

もち麦を
プラス

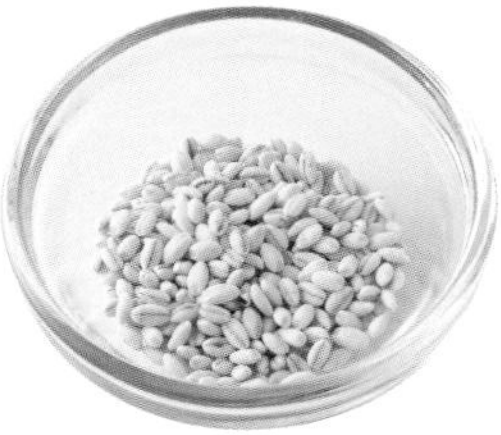

エネルギー	たんぱく質	おすすめ時間帯
106 kcal	10.8 g	

エスニック参鶏湯

アレンジ 3

美肌に欠かせない
ビタミンC豊富なスープに

材料と作り方(1食分)

【もち麦参鶏湯】の残り(1食分)にナンプラー小さじ1/2を加えてひと煮立ちさせる。器に盛り、くし切りにしたレモン1/8個、パクチー適量をトッピングする。

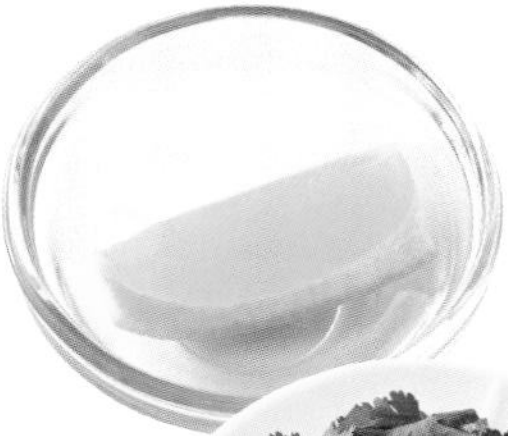

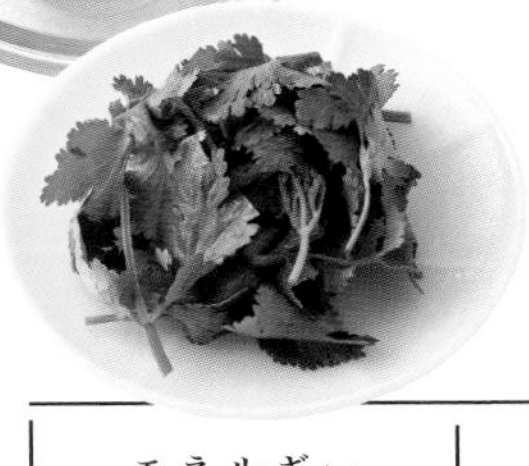

レモン、
パクチー
をプラス

味 変!

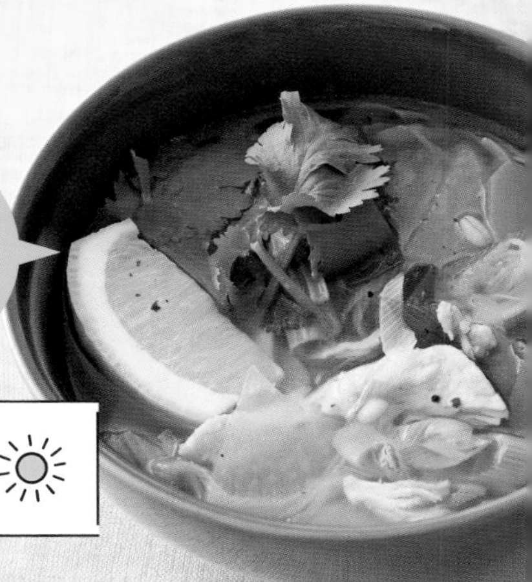

エネルギー	たんぱく質	おすすめ時間帯
116 kcal	11.2 g	

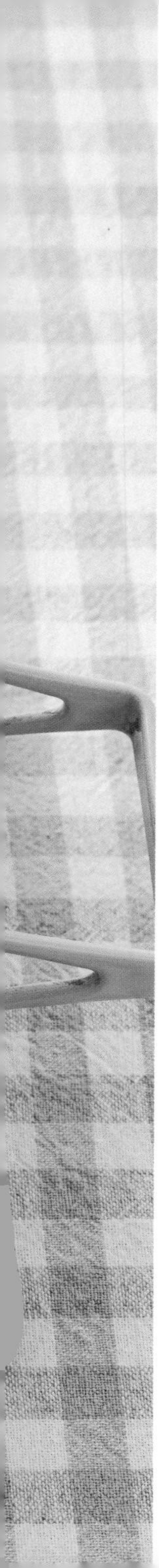

基本のスープ

②

筋肉を作って代謝をサポートするさば缶は
燃焼系スープの優秀なお役立ちアイテム。
スープにたんぱく質を追加して進化させましょう！

たんぱく質、ビタミン、良質な油が
一気にとれる万能のさば缶で！

さば缶ミネストローネ

材料（4食分）

さば缶（水煮・汁ごと）……2缶（380g）
玉ねぎ……2個
しめじ……1/2パック（50g）
トマト缶（ホール）……1/2缶（200g）
水……2カップ
塩……小さじ1/4
こしょう……少々
みそ……大さじ2
オリーブオイル……大さじ1/2

作り方

❶玉ねぎは1cm 角に切る。しめじは石づきをとり小房に分ける。
❷鍋にオリーブオイルを熱し、❶を炒める。
❸水、さば缶（汁ごと）、トマト缶、塩、こしょうを入れて煮込み、みそを溶き入れる。

エネルギー	たんぱく質
233 kcal	18 g

ポイント食材
たんぱく質
さば

おすすめ
時間帯

・炒め煮
・さば缶で
・トマト缶で

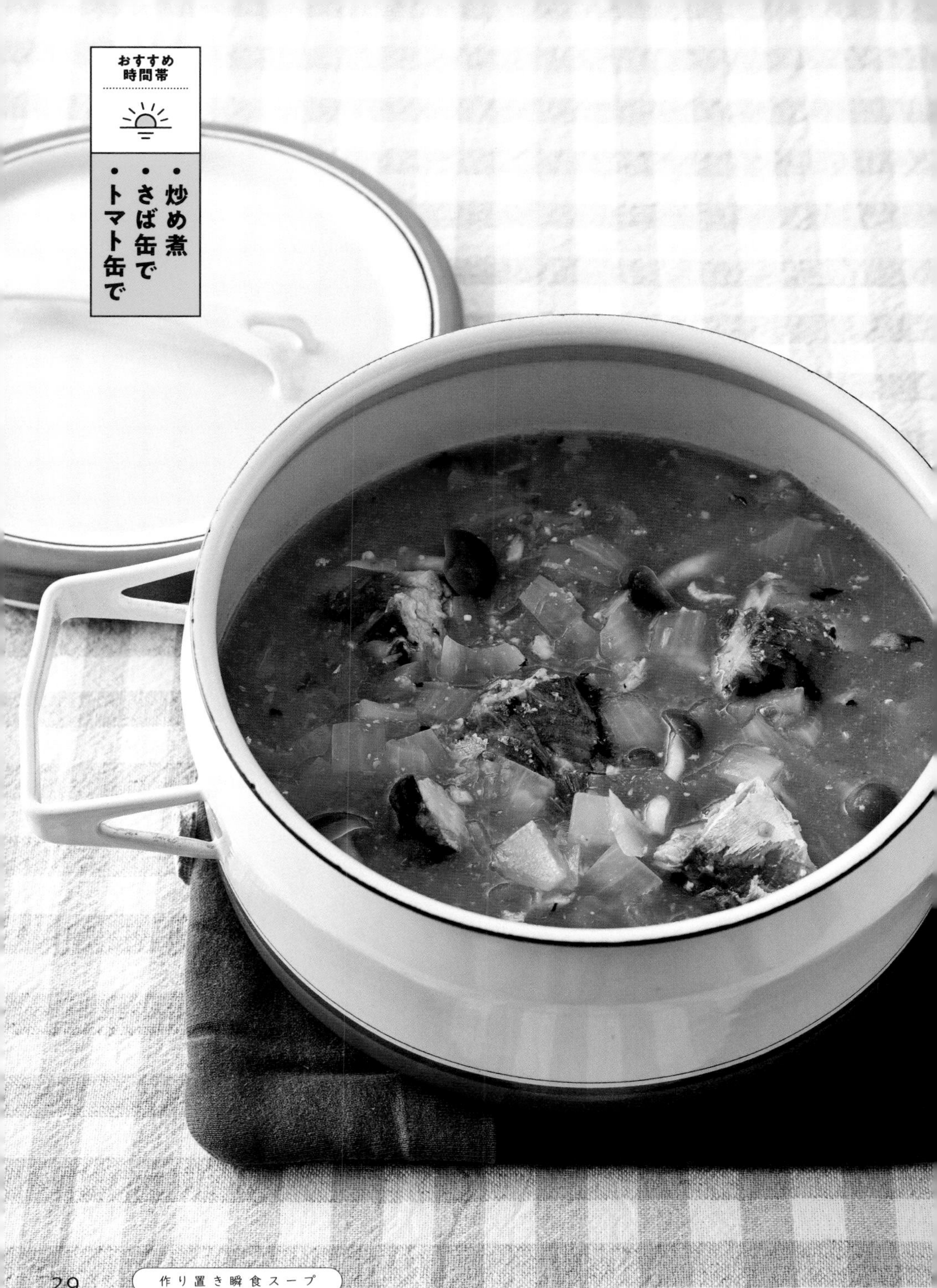

ビタミンやカリウム、
食物繊維など
美肌&美腸にいい豆をたっぷりと

アレンジ 1

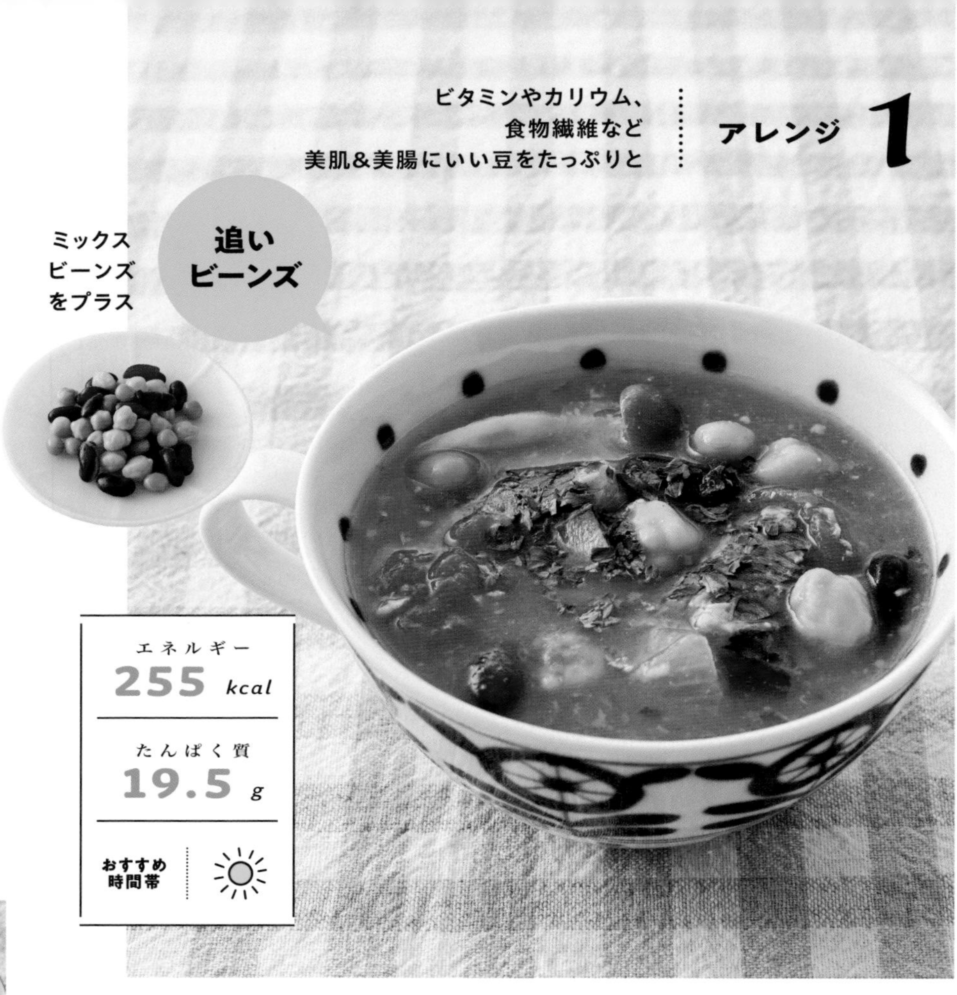

追いビーンズ

ミックスビーンズをプラス

エネルギー	255 kcal
たんぱく質	19.5 g
おすすめ時間帯	☀

豆ミネストローネ

材料と作り方（3食分）

【さば缶ミネストローネ】の残り（3食分）にミックスビーンズ1袋（50g）を加えて温める。

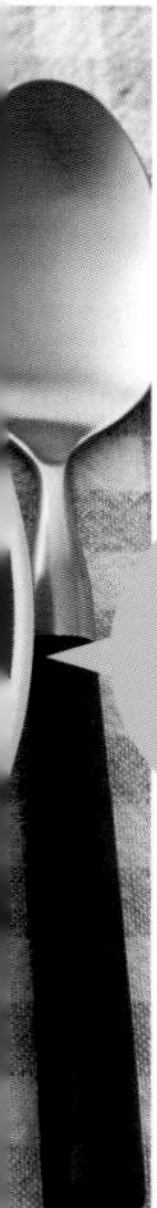

味変！

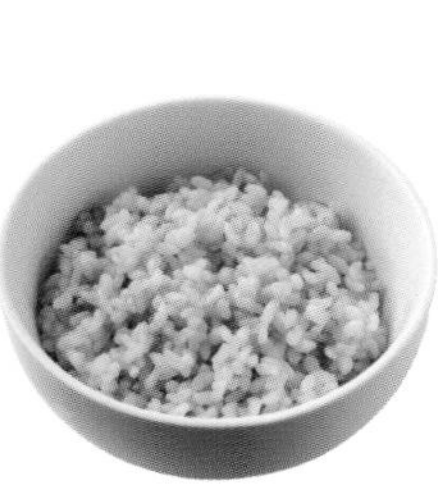

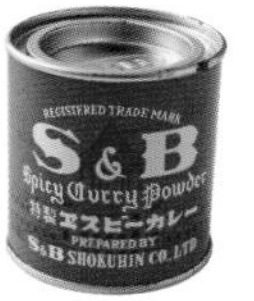

玄米ごはん、
カレー粉
をプラス

アレンジ 2

植物性の女性ホルモン、
イソフラボンをとれる美容スープ

まろやか豆乳ミネストローネ

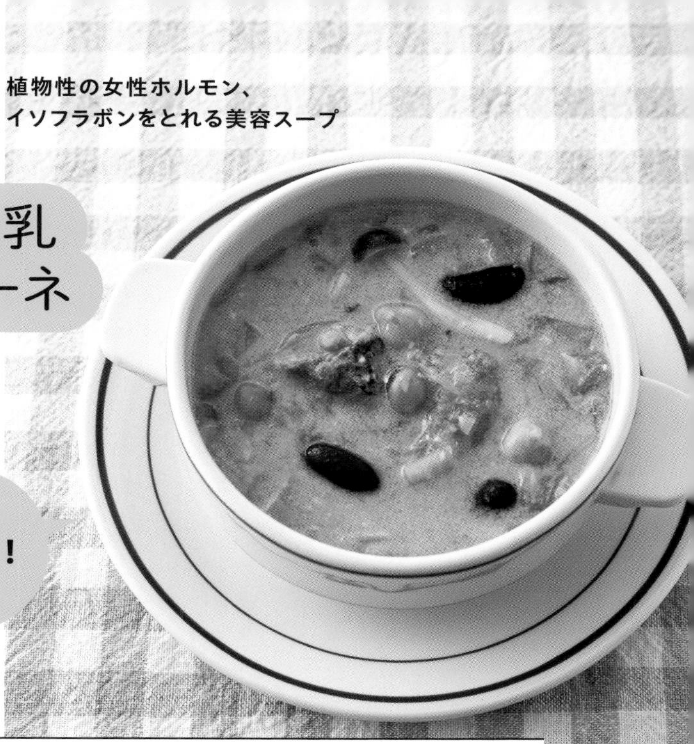

材料と作り方（2食分）

【豆ミネストローネ】の残り（2食分）に豆乳（無調整）1カップを加えて温める。

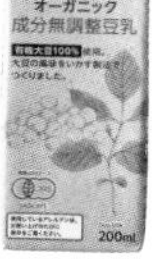

味変！

豆乳をプラス

エネルギー	たんぱく質	おすすめ時間帯
301 kcal	23 g	夜

アレンジ 3

代謝を助ける
ビタミンB6で脂肪を燃やす
スパイシーごはんに

カレー風味の玄米リゾット

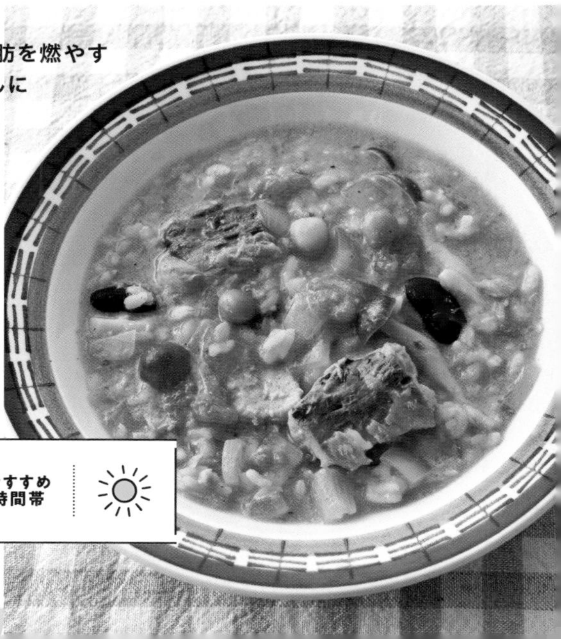

材料と作り方（1食分）

【まろやか豆乳ミネストローネ】の残り（1食分）に玄米ごはん100g、カレー粉小さじ1を加えて温める。

エネルギー	たんぱく質	おすすめ時間帯
462 kcal	25.7 g	昼

基本のスープ

③

**免疫力アップにもおすすめのみそ汁。おなじみの豚汁なら、
簡単でダイエット効果も高く、満腹感もありと三拍子！
卵やキムチで〝味変〟すると飽きずに食べられます。**

たんぱく質＆ビタミン豊富な
豚肉は、丸めて食べごたえアップ

おかず豚汁

材料（4食分）

豚こま切れ肉……200g
玉ねぎ……1/2個
にんじん……1/2本
水……4カップ
和風だしの素……小さじ2
みそ……大さじ2

作り方

❶玉ねぎは薄切り、にんじんはいちょう切りにする。豚肉は小さめに丸める。

❷鍋に水、和風だしの素を入れて火にかけ、❶を入れて2分ほど煮て、みそを溶き入れる。

エネルギー	たんぱく質
159 kcal	9.4 g

ポイント食材

たんぱく質
豚肉

おすすめ
時間帯

・ほっとく煮

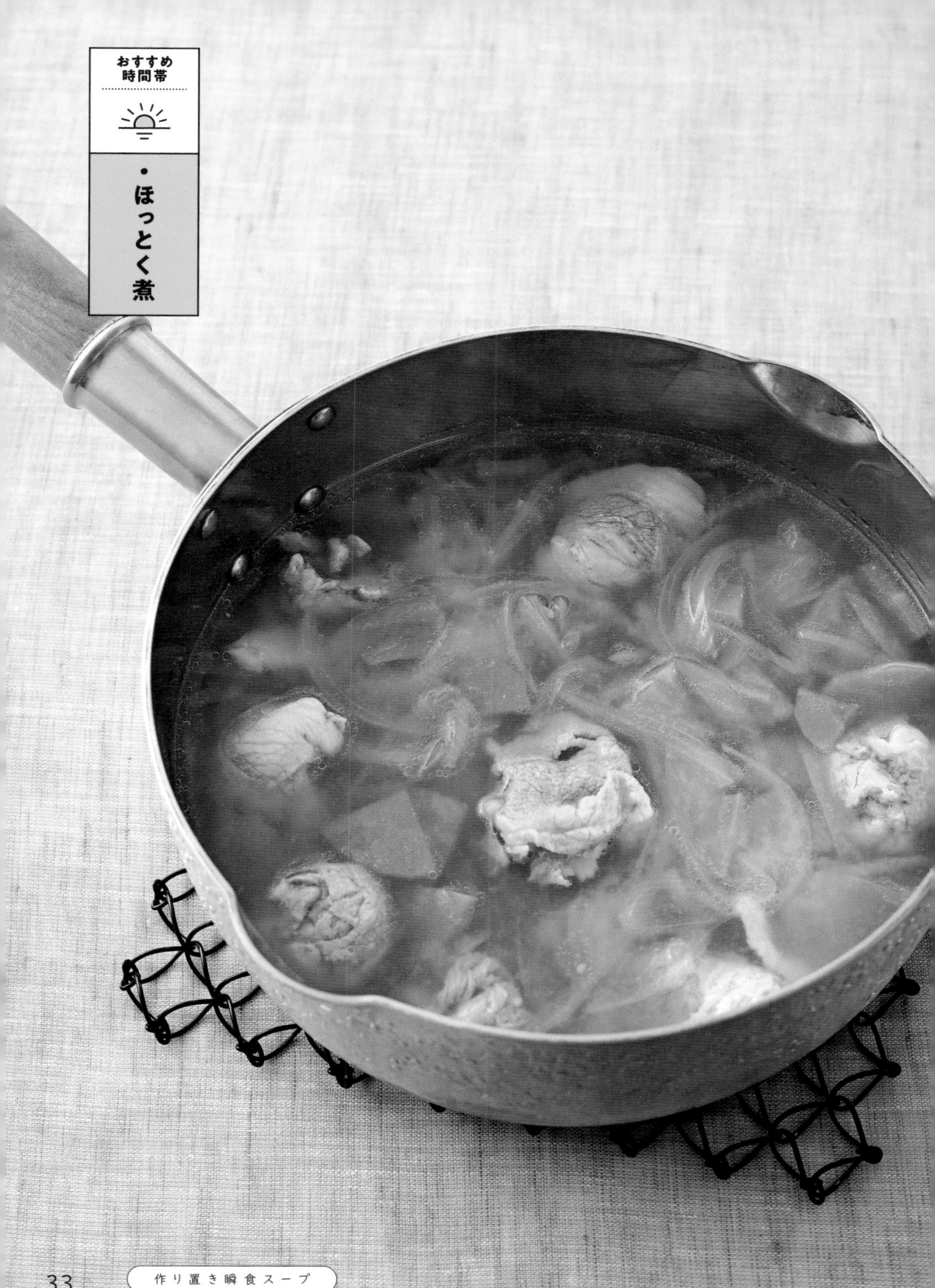

野菜たっぷり豚汁

アレンジ 1

栄養価を高めた乾燥野菜で
ビタミンを増量!

材料と作り方(3食分)

【おかず豚汁】の残り(3食分)に乾燥野菜30g、小口切りにした小ねぎ1本を加えて温める。

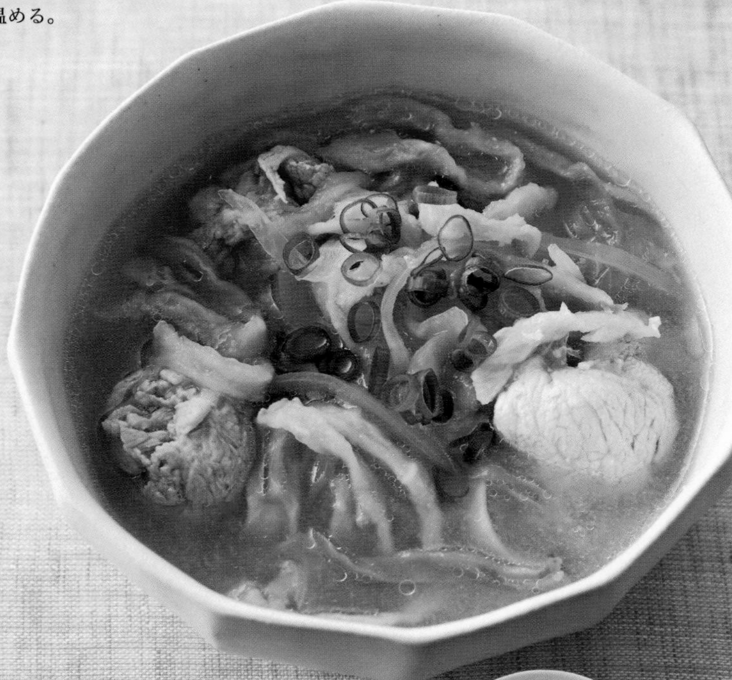

追い野菜

乾燥野菜、
小ねぎ
をプラス

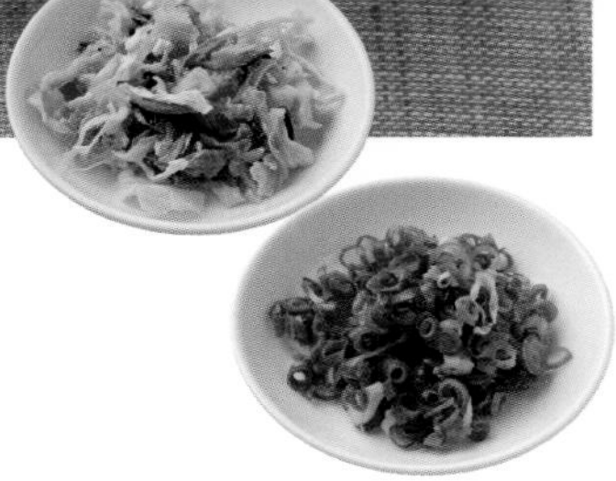

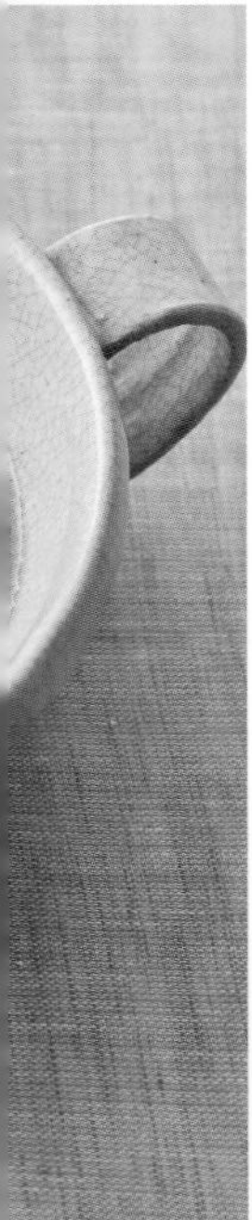

エネルギー	たんぱく質	おすすめ時間帯
196 kcal	10.0 g	

エネルギー	たんぱく質	おすすめ時間帯
274 kcal	16.3 g	

アレンジ 2

卵は良質なたんぱく質
マイルドな味わいにチェンジ

とろ〜り卵の豚汁

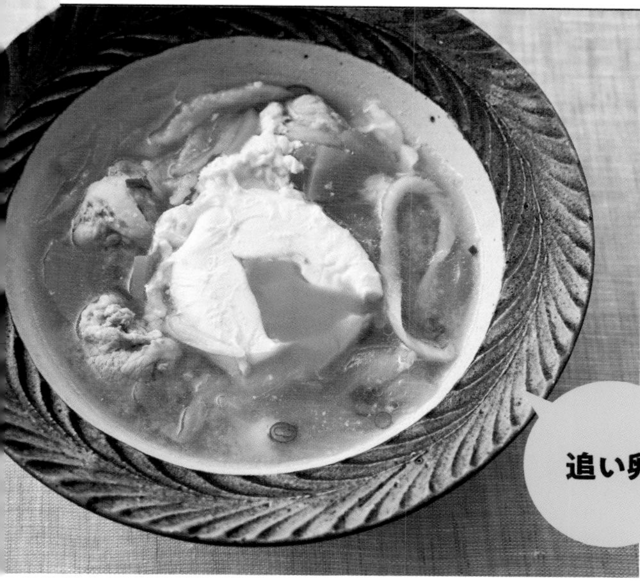

材料と作り方(1食分)

【野菜たっぷり豚汁】の残り(1食分)に卵1個を割り入れて温める。

追い卵

卵をプラス

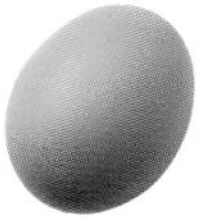

アレンジ 3

"味変"のキムチで
腸内環境を整えて、血行促進!

韓国風キムチ豚汁

材料と作り方(1食分)

【野菜たっぷり豚汁】の残り(1食分)を温め、キムチ20g、ごま油小さじ1/2、いりごま小さじ1/2、のり適量を加える。

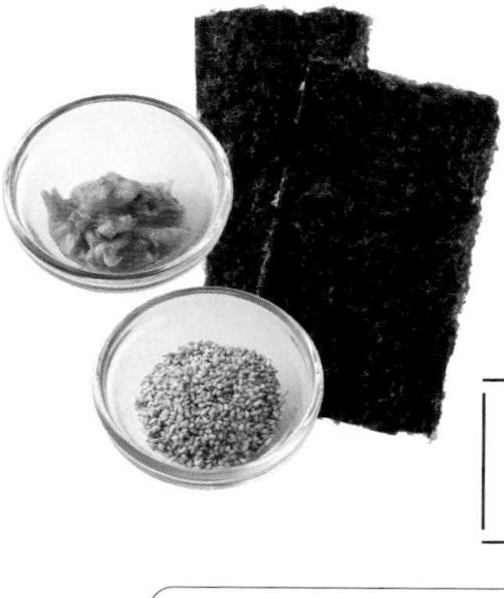

キムチ、のり、ごまをプラス

味変!

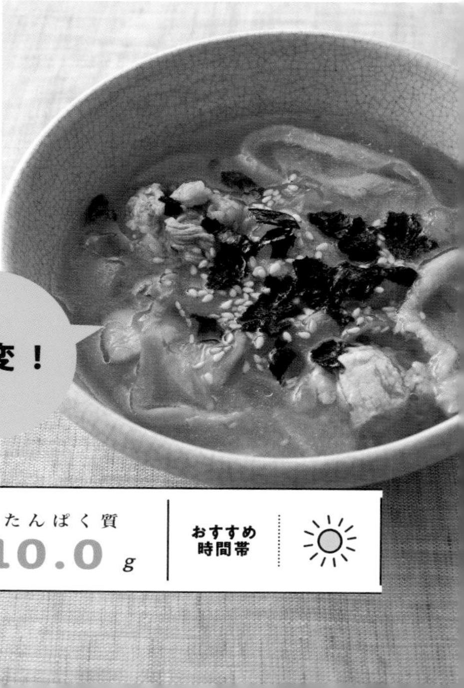

エネルギー	たんぱく質	おすすめ時間帯
198 kcal	10.0 g	

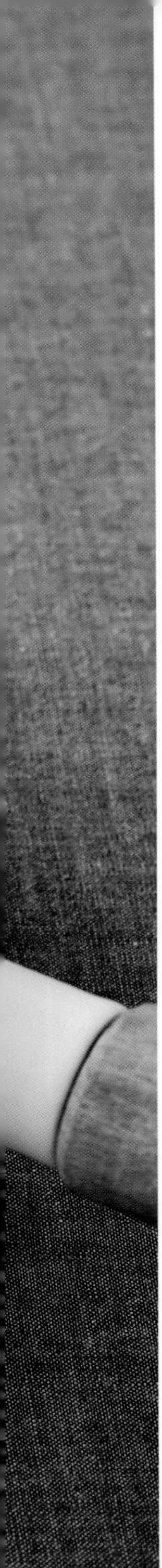

基本のスープ

④

具材を鍋に入れてほっとくだけの簡単スープ。キャベツ、きのこ、しらたきと食物繊維を足し算して美腸スープにしましょう！

皮なし鶏もも肉で作る
ヘルシースープ

鶏もも肉の中華スープ

材料（4食分）

鶏もも肉（皮なし）	150g
にんじん	1/3本
玉ねぎ	1/2個
水	4カップ
鶏ガラスープの素	大さじ1
塩	ひとつまみ
こしょう	少々

作り方

❶ にんじんは短冊切り、玉ねぎは薄切り、鶏もも肉はひと口大に切る。

❷ 水、にんじん、玉ねぎ、鶏もも肉を入れたらふたをして15分ほど煮る。肉に火が通り、野菜がクタクタになったら、塩、こしょう、鶏ガラスープの素を入れて味を調える。

エネルギー	たんぱく質
59 kcal	6.6 g

ポイント食材

たんぱく質
鶏肉

おすすめ時間帯

・ほっとく煮

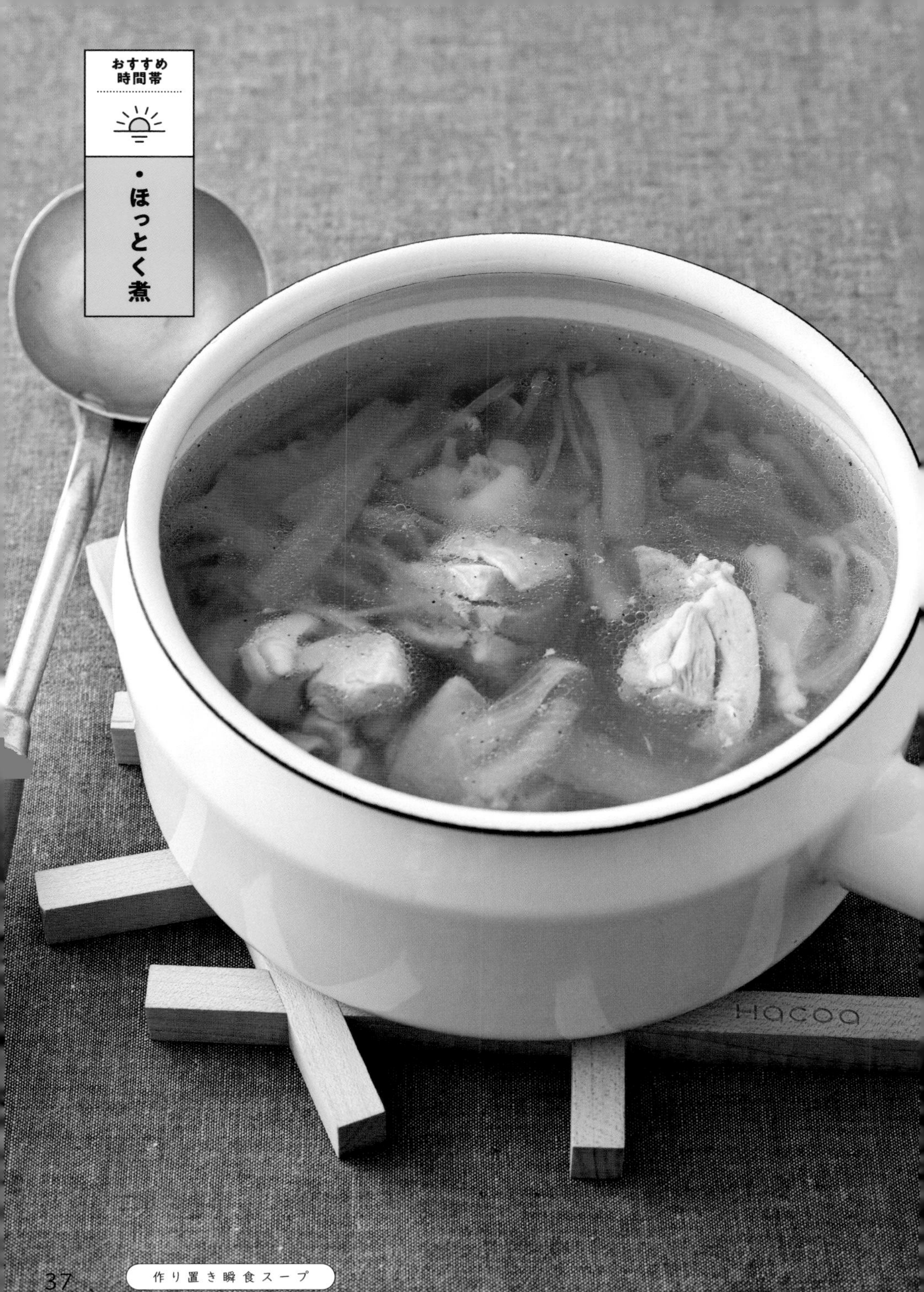

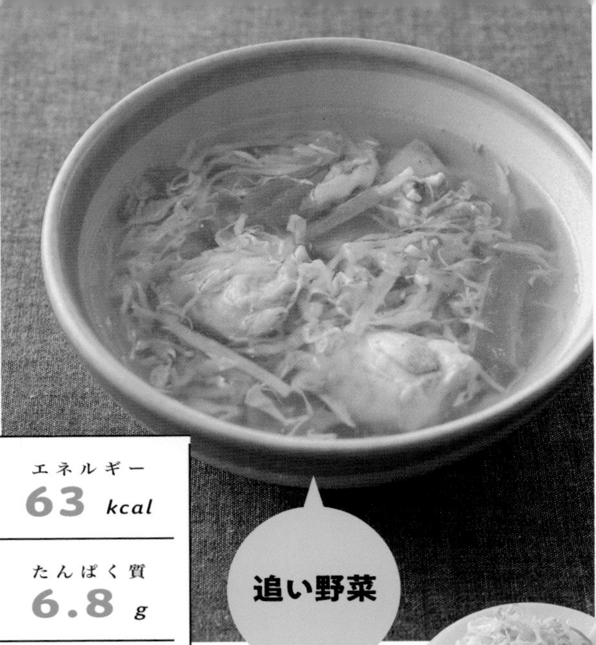

アレンジ 1

胃腸にやさしい
キャベツは
美肌に導く効果も

鶏キャベツスープ

材料と作り方(3食分)

【鶏もも肉の中華スープ】の残り(3食分)に千切りにしたキャベツ1枚(60g)を加えて温める。

エネルギー
63 kcal

たんぱく質
6.8 g

おすすめ時間帯

追い野菜

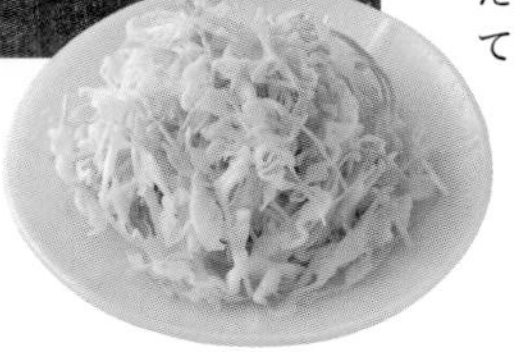

キャベツを
プラス

アレンジ 2

食物繊維を手軽に増やして
お腹の調子をスッキリ

鶏きのこスープ

材料と作り方(2食分)

【鶏キャベツスープ】の残り(2食分)に冷凍きのこミックス(しめじ、えのきたけ、エリンギ、しいたけなど好みのきのこを冷凍しておいたもの)50g、しょうゆ小さじ1を加えて煮る。

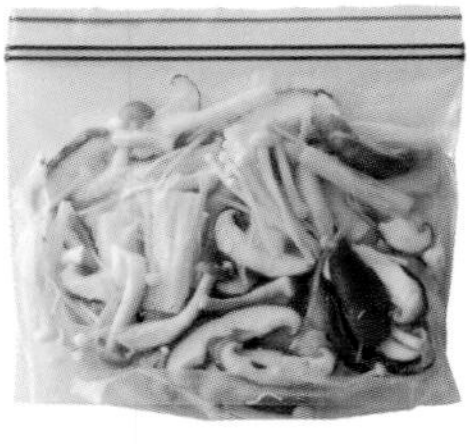

冷凍きのこ
ミックス
を追加

追いきのこ

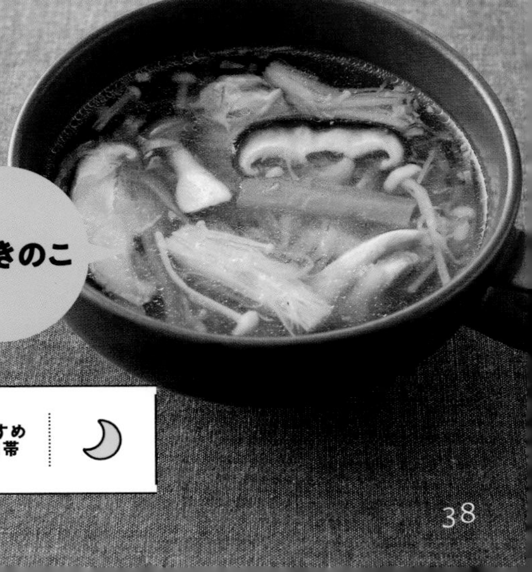

エネルギー	たんぱく質	おすすめ時間帯
72 kcal	**7.4** g	

アレンジ 3

低カロリーで
腹持ちのよいごはん

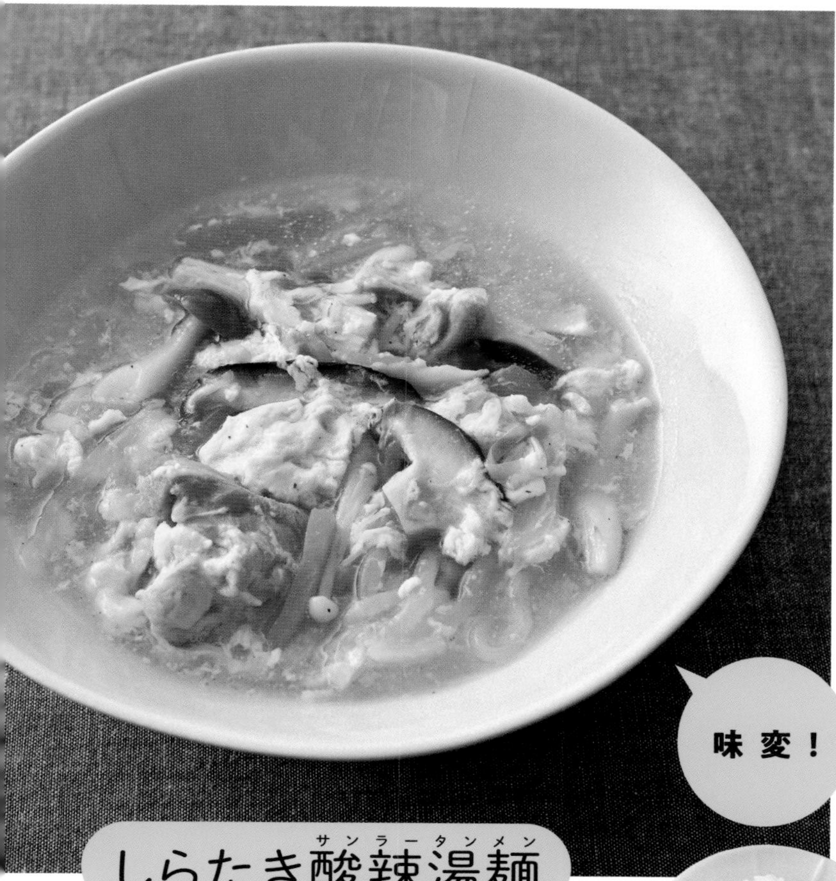

味変！

しらたき、
卵、
酢
をプラス

しらたき酸辣湯麺《サンラータンメン》

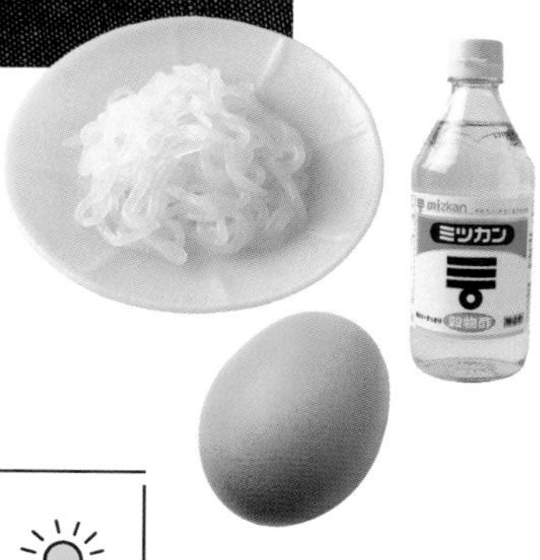

材料と作り方(1食分)

しらたき1/4袋(50g)は食べやすい大きさに切り、電子レンジ(600W)で2分加熱する。【鶏きのこスープ】の残り（1食分）を沸かし、しらたき、酢小さじ2、水溶き片栗粉(片栗粉小さじ1/2＋水小さじ1)を加えてとろみをつけたら、溶き卵1個分を加える。器に盛り、ラー油適量をかける。

エネルギー	たんぱく質	おすすめ時間帯
172 kcal	13.8 g	

COLUMN 1

時短、ほったらかし！
ラクして即効やせ

「瞬食スープ」成功のポイント

手間をかけずにできて、
脂肪をみるみる落とせる「瞬食スープ」。
作るときに押さえておきたい
ポイントをまとめました。

1

筋肉の材料となるたんぱく質をメインに！

女性は年を重ねるにつれて筋肉が減少し、基礎代謝が下がってやせにくくなってしまいます。そのためダイエットでは、食事でいかに筋肉を落とさないかが大切です！　筋肉の材料となり、脂肪燃焼をしやすくするたんぱく質をスープに入れて食べましょう。たんぱく質は、肉、魚、卵、豆、大豆製品、乳製品などに多く含まれます。

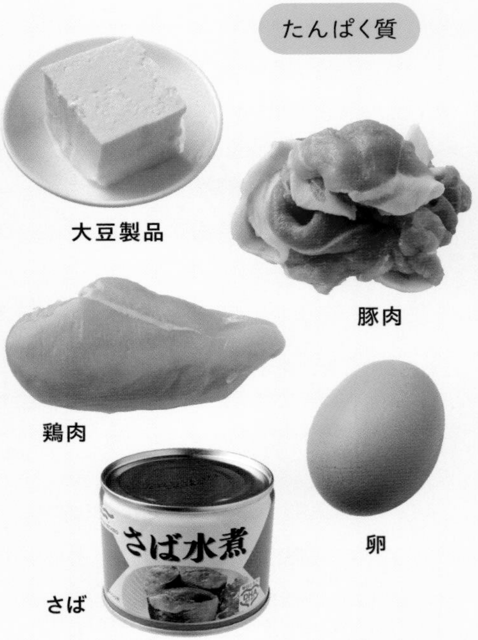
たんぱく質
大豆製品
豚肉
鶏肉
卵
さば水煮
さば

2

野菜などを組み合わせてやせ効果アップ

スープに入れる食材は1種類に偏らず、組み合わせるのがダイエット成功の鍵！なかでもたんぱく質、糖質、脂質の3大栄養素の代謝を助けるビタミンB群を意識すると、代謝が上がってやせやすくなります。ビタミンB群は野菜や大豆製品、玄米などさまざまな食品に入っています。

ビタミンB群

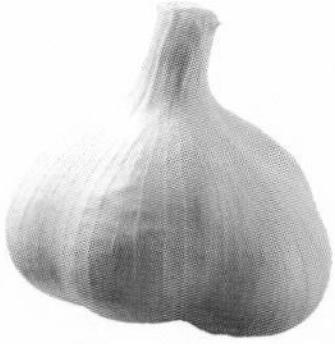
にんにく

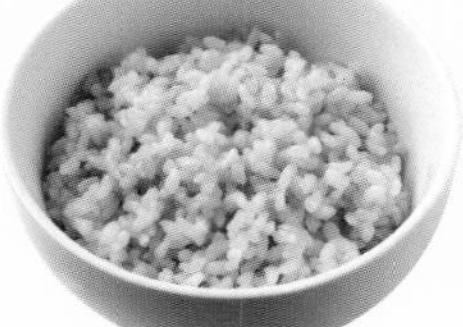
玄米

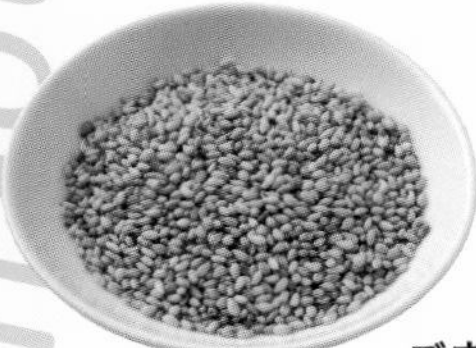
ごま

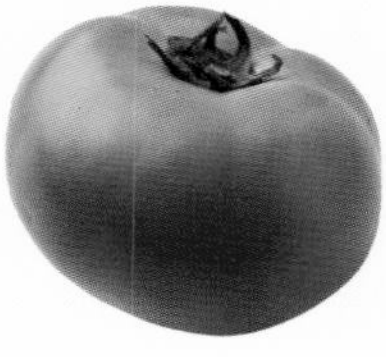
トマト

3

味つけはシンプルに。薬味やトッピングで工夫を

スープは食材本来の味を楽しめるように、体に負担をかけない薄味にするのが◎。「やせ調味料」とだしで、シンプルな味つけにするのが基本です。だしは顆粒やパックを使ってOKですが、できるだけ原材料がシンプルなものを選びましょう。さらにしょうが、にんにく、ねぎなどの香味野菜や、ごま、レモン、キムチ、桜えび、梅干しなどをトッピングに使うと、栄養をプラスできて一石二鳥です。

トッピングに

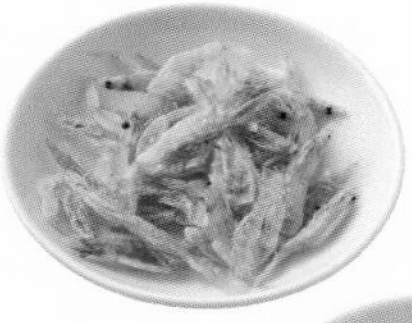
干し桜えび

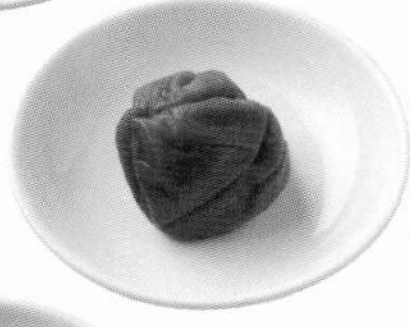
梅干し

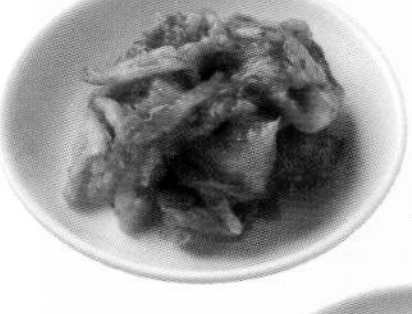
キムチ

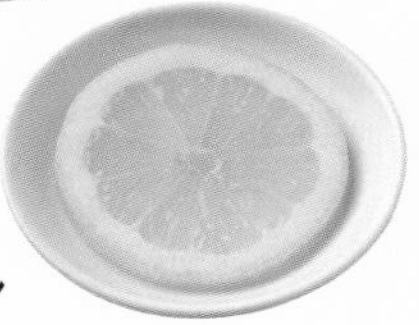
レモン

やせ調味料

- 天然塩
- しょうゆ
- 酢
- 本みりん
- 塩麹
- みそ
- スパイス

良質な油

4

細胞の老化はダイエットの敵！ 良質な油を使いましょう

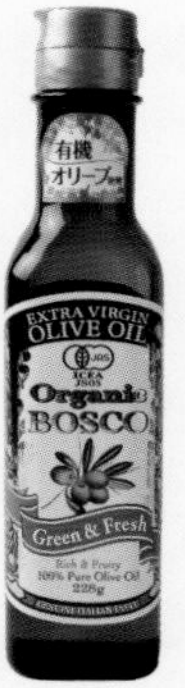

オリーブオイル

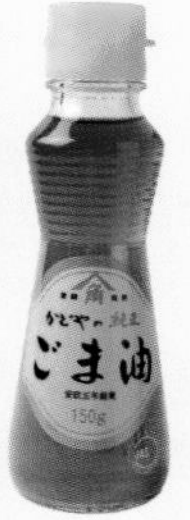

ごま油

ダイエット中も脂質は必要！　油を減らして作れるのが「瞬食スープ」の魅力ですが、炒め煮のときはオリーブオイル、ごま油、米油の良質な油を上手にとり入れましょう。加熱しても酸化しにくいので、細胞の老化による代謝ダウンやコレステロールの蓄積を防げます。ほかにも、さば缶に含まれるオメガ３脂肪酸を活用するのがおすすめ。血液の流れをよくする働きや、スープのコクをアップする効果もありますよ。

さば缶やツナ缶、 さけ缶で たんぱく質豊富な時短スープに

5

缶詰

魚を使うスープは、缶詰を活用！　下ごしらえされているから調理時間が短縮できます。栄養を余すことなくとれるのもポイントです。添加物が少ない水煮缶を使うようにしましょう。

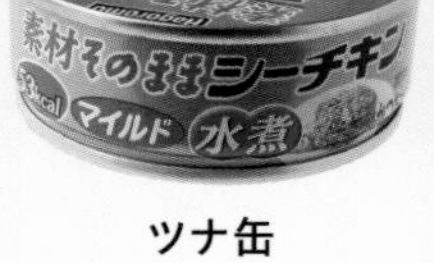

ツナ缶

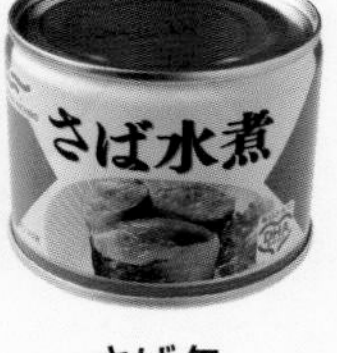

さば缶

6

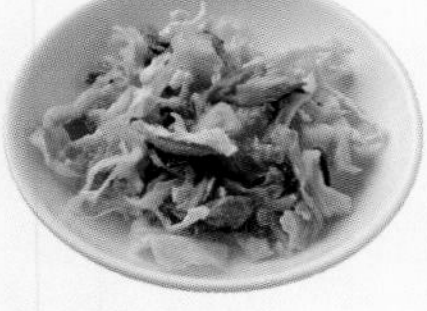
乾燥野菜

乾物

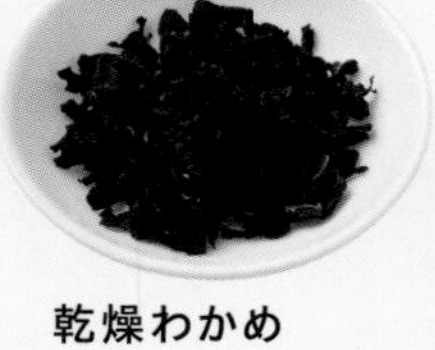
乾燥わかめ

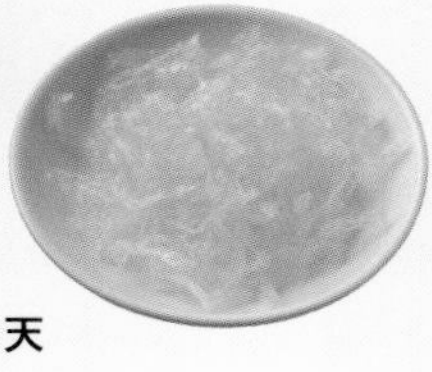
糸寒天

乾燥野菜や乾燥わかめ、 糸寒天は即席スープの味方！

乾物なら時間をかけることなく簡単にスープの具材を増やすことが可能です。さっと加えるだけでビタミンやミネラルなどの栄養をプラスすることができます。

7

冷凍野菜や冷凍きのこで時短&栄養アップ!

ブロッコリーやほうれん草などは冷凍食品を使うと、下ごしらえの手間がなく手軽にスープに加えられます。また、食物繊維が豊富でダイエットにおすすめのきのこも、ぜひ冷凍してストックを。好みのきのこを保存袋に入れて冷凍しておくだけでOK。きのこは冷凍すると旨みがアップするので、さらにスープがおいしくなります。

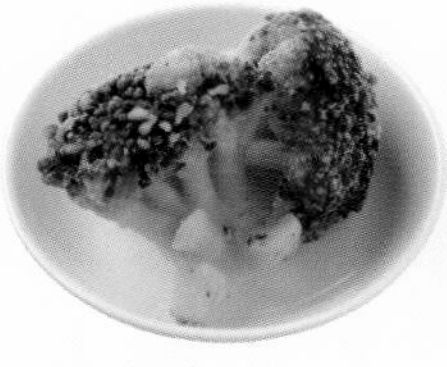
冷凍ブロッコリー

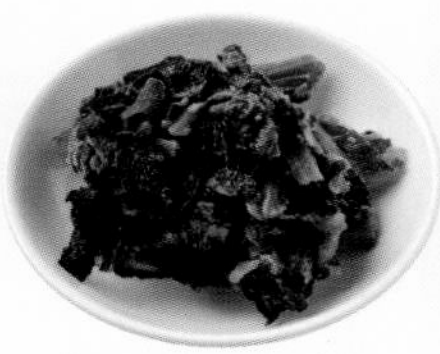
冷凍ほうれん草

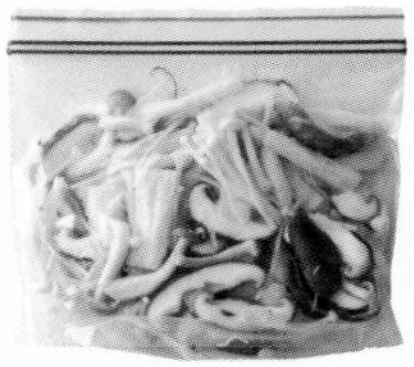
冷凍きのこ

冷凍食品

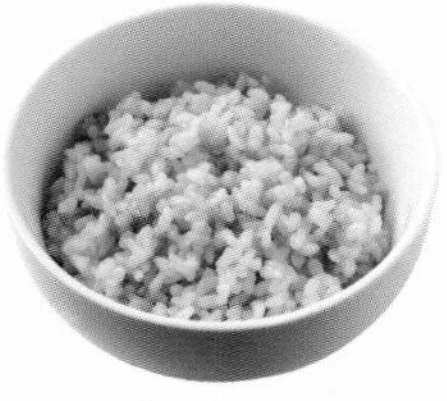
玄米

低糖質

8

主食をプラスするなら腹持ちのよい食材を選んで

エネルギー源になる炭水化物を適量とることが大切。食物繊維が豊富で腹持ちがよい玄米、もち麦、オートミール、しらたきがおすすめです。スープに加えればお手軽ごはんになります。パンを添えたいときは、硬くて食べごたえのあるフランスパンを選ぶといいですよ。

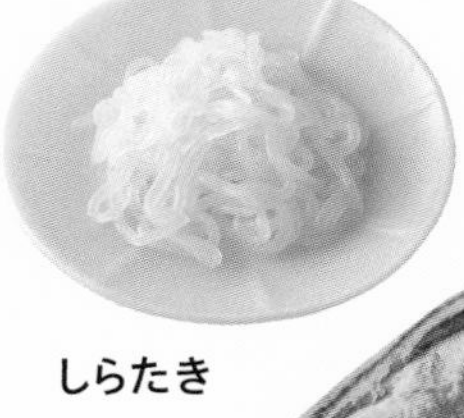
しらたき

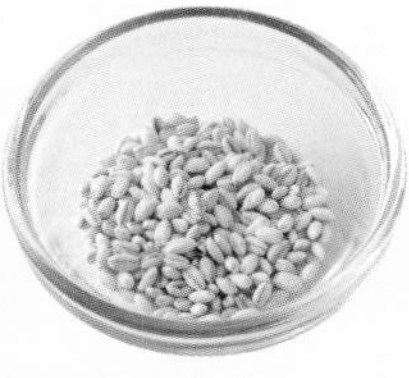
もち麦

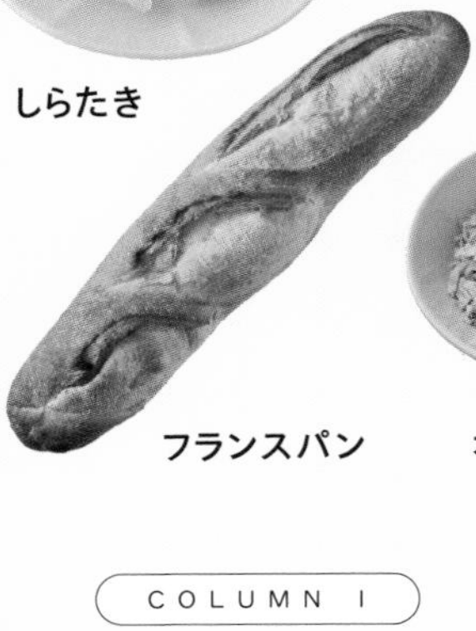
フランスパン

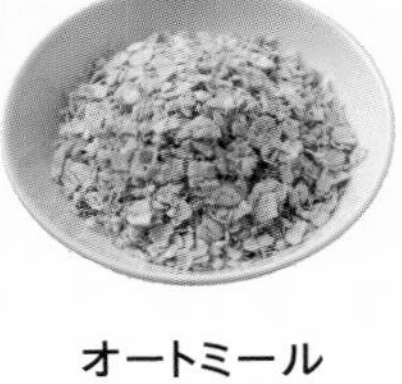
オートミール

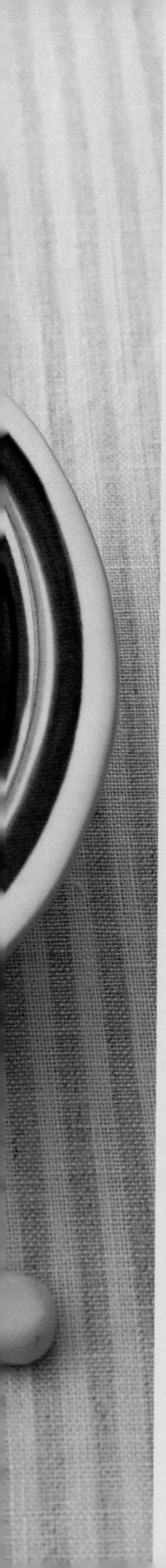

Soup 2

代謝爆上げ！

脂肪を燃やすスープ

やせたいなら、まず筋肉を作って代謝をよくすることが大切。
筋肉を作るたんぱく質と、代謝をサポートする
ビタミンB6はダイエット最強の組み合わせ！
年齢とともに減ってしまう筋肉の減少を食い止めて
脂肪をすっきりと落としましょう！

たっぷり野菜×たんぱく質
簡単ツナ缶で代謝アップ！

食べる豆乳スープ

材料（2人分）

ブロッコリー（小房）……4〜5個
しめじ……1/2パック（50g）
にんじん……1/4本
玉ねぎ……1/2個
ツナ缶（水煮）……1缶（70g）
水、豆乳（無調整）……各1カップ
みそ……小さじ2
塩、こしょう……各適量
干し桜えび……2つまみ

作り方

❶ ブロッコリーは小房に分ける。にんじんは細切り、玉ねぎは薄切りにする。しめじ（好みのきのこでも）は石づきをとり小房に分ける。

❷ 鍋に水と❶の野菜を入れて火にかけ、にんじんがやわらかくなるまで煮る。

❸ 軽く水気を切ったツナ缶を加えて3〜4分煮たら豆乳を加え、温まってきたら火を止める。

❹ みそを溶かし、塩、こしょうで味を調える。器に盛り、干し桜えびを散らす。

エネルギー	たんぱく質
120 kcal	10.8 g

おすすめ時間帯

・煮るだけ
・ツナ缶で

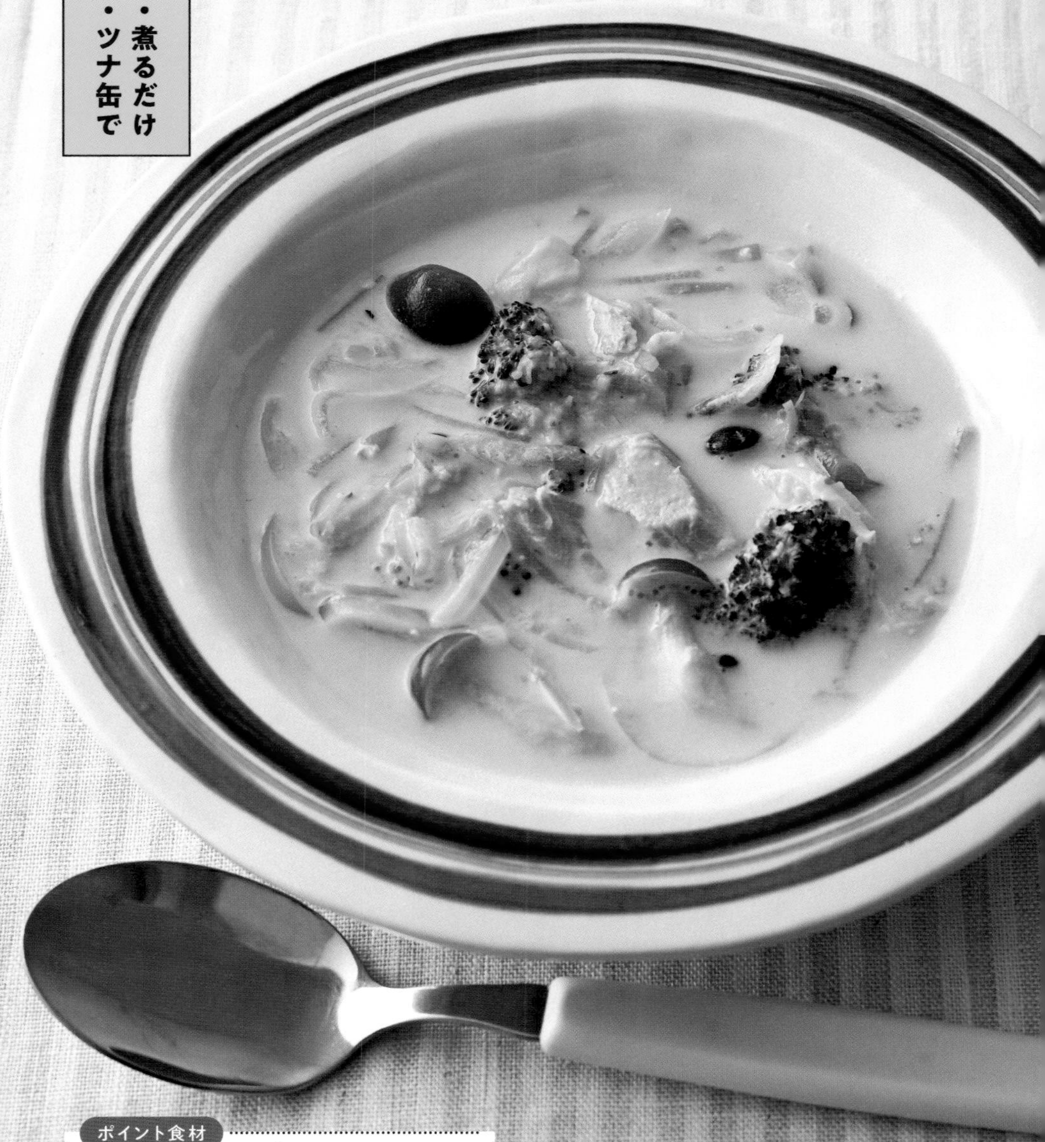

ポイント食材

たんぱく質	ビタミンB6
ツナ、豆乳	**ブロッコリー**

おすすめ
時間帯

・炒め煮
・簡単味つけ

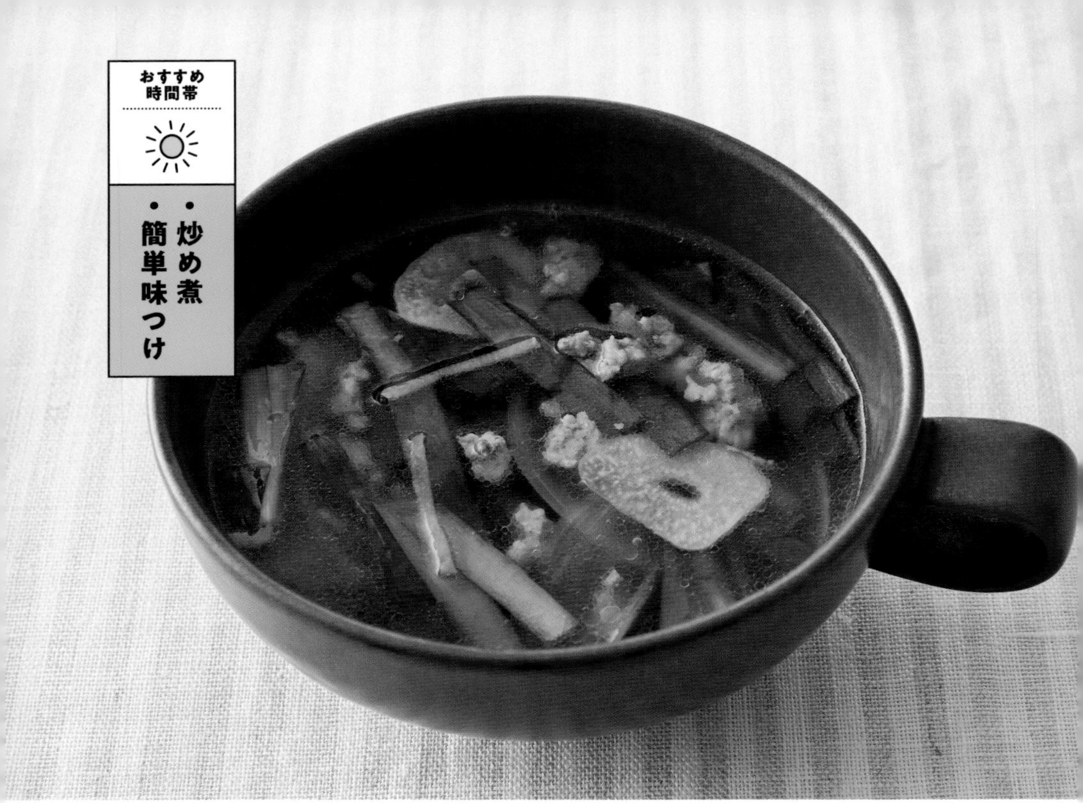

にらの抗酸化パワーで
体のサビも脂肪も落とす!

豚にらスープ

材料(2人分)

- 豚ひき肉……100g
- にら……4本
- 玉ねぎ……1/2個
- にんにく、しょうが……各1片
- 水……2カップ
- 鶏ガラスープの素……小さじ1
- 塩……小さじ1/4
- 酒……小さじ1
- ごま油……大さじ1/2

作り方

❶にらは4cm幅、玉ねぎ、にんにくは薄切り、しょうがは千切りにする。

❷鍋に油、にんにく、しょうがを熱し、香りが出てきたら肉を入れて色が変わるまで炒める。

❸玉ねぎを加えて透き通ってきたら、水、鶏ガラスープの素、酒、塩を入れてひと煮立ちさせ、にらを加えて火を止める。

ポイント食材

たんぱく質
豚肉

ビタミンB6
にんにく、ごま

エネルギー
162 kcal

たんぱく質
8.8 g

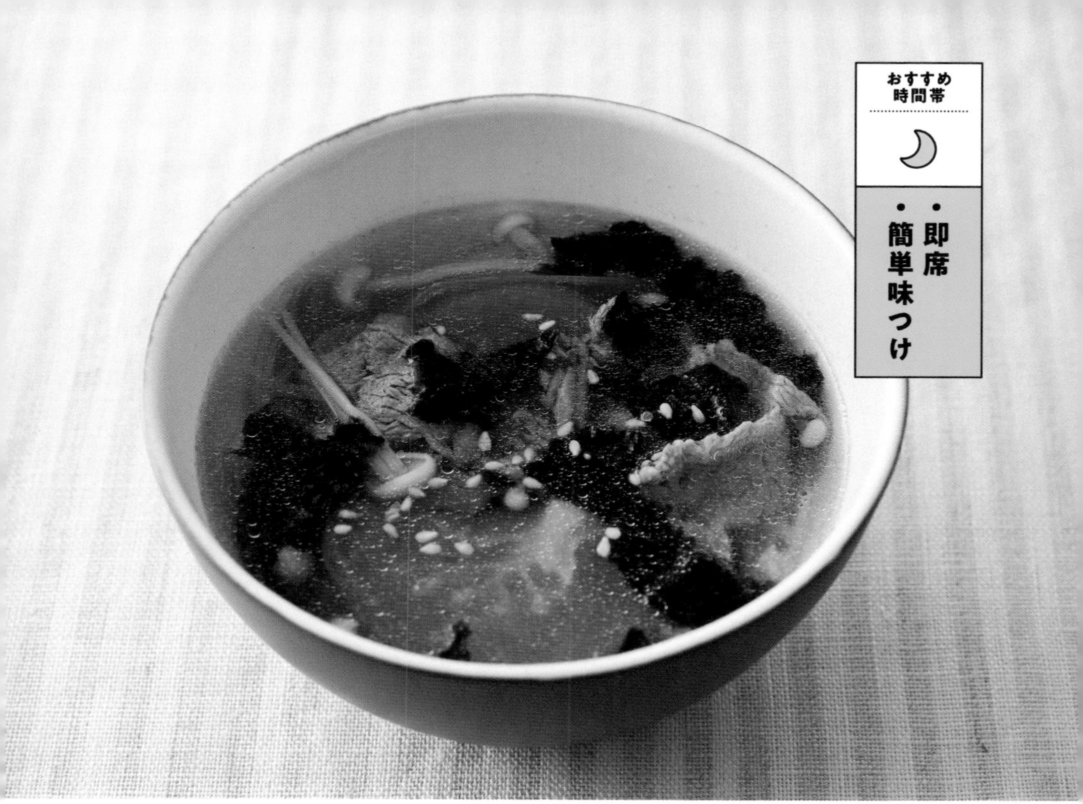

おすすめ時間帯

・即席
・簡単味つけ

ごま香るスープでミネラル補給
のりを散らしてコクをプラス！

牛肉とトマトの韓国風スープ

ポイント食材

たんぱく質
牛肉

ビタミンB6
トマト、ごま、にんにく

材料（2人分）

牛薄切り肉	2枚(60g)
トマト	1/2個
えのきたけ	2/3パック(60g)
にんにく	1/2片
ごま油	小さじ2
水	2カップ
しょうゆ	小さじ1
塩	小さじ1/4
いりごま	少々
のり	適量

作り方

❶牛肉はひと口大に切る。トマトはくし切り、えのきたけは石づきをとり長さを半分に切る。にんにくはつぶす。

❷鍋に水、にんにく、しょうゆ、塩を入れて火にかけ、沸いたら❶を入れ、アクをとる。

❸のりをちぎって加え、ごまを散らし、ごま油をかける。

エネルギー
180 kcal

たんぱく質
4.7 g

おすすめ時間帯

・即席
・コンビニ食材で
・簡単味つけ

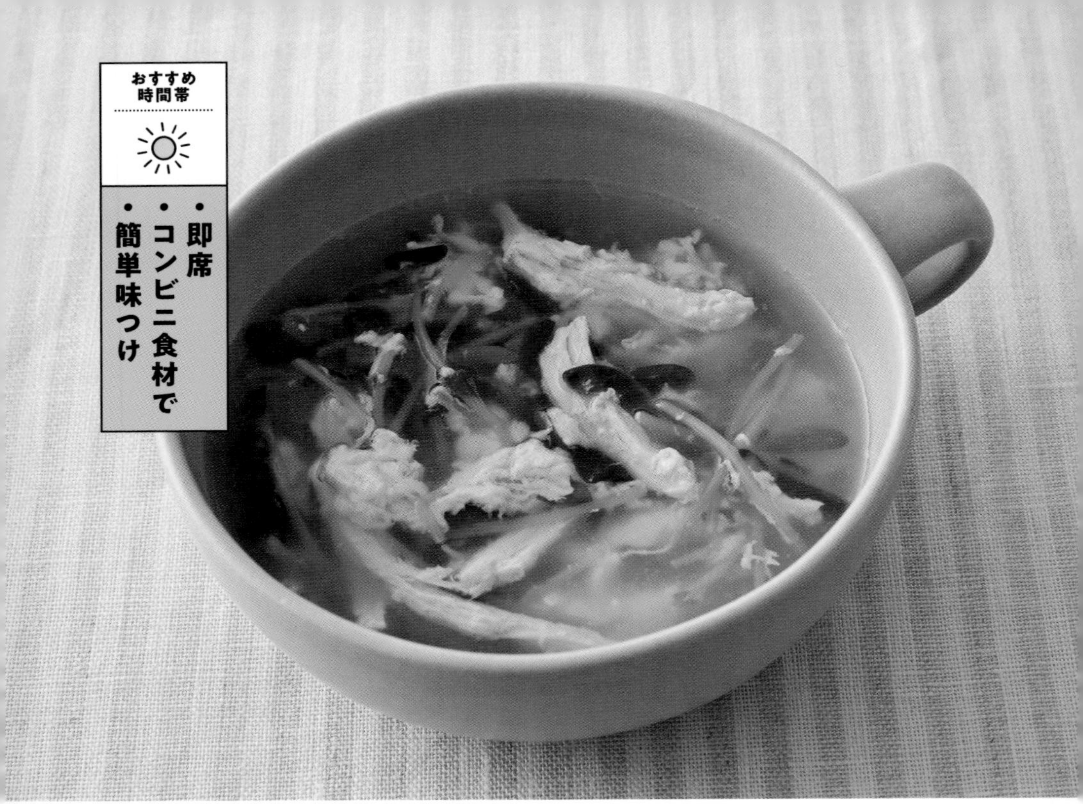

コンビニ食材でお手軽に！
ビタミン豊富な豆苗で美容効果も

豆苗サラダチキンスープ

材料（2人分）

溶き卵……………………1個分
プレーンのサラダチキン
……………………1枚（100g）
豆苗……………………1/4パック
水……………………2カップ
鶏ガラスープの素……小さじ1
塩、こしょう……………各適量

［自家製サラダチキンの作り方］
常温にした鶏むね肉1枚（300g 皮なし）を沸騰した湯にかぶるくらい浸るように入れ、火を止め30分おいて冷ます。

作り方

❶サラダチキンは割く。豆苗は3等分に切る。
❷鍋に水、鶏ガラスープの素を入れて沸かし、❶を加え、塩、こしょうで味を調える。
❸火を強めて軽く沸騰させ、鍋を箸でくるくるかき回しながら溶き卵を少しずつ加える。

サラダチキンは自家製でも！

ポイント食材

たんぱく質
卵、鶏むね肉

ビタミンB6
鶏むね肉、豆苗

エネルギー
100 kcal

たんぱく質
13.3 g

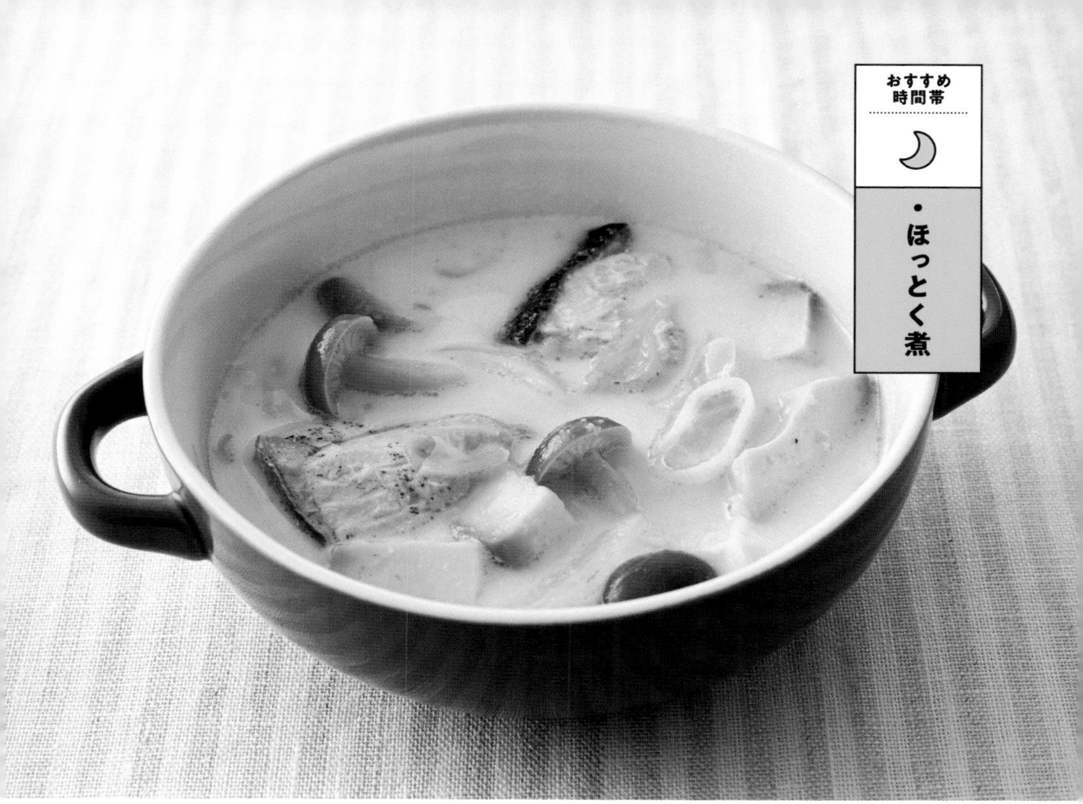

おすすめ時間帯

・ほっとく煮

脂肪燃焼&美肌を目指せる！
和風のみそ味でおいしさアップ

さけとアボカドの豆乳チャウダー

材料（2人分）

生さけ……1切れ（70～80g）
白菜……1枚（60g）
長ねぎ……1/4本
しめじ……1/2パック（50g）
アボカド……1/2個
水……1と1/2カップ
和風だしの素……小さじ3/4
豆乳（無調整）……1/2カップ
みそ……大さじ1
塩、こしょう……各適量

作り方

❶さけはひと口大に切り、塩、こしょうをふりかけておく。白菜は太めの千切り、長ねぎは小口切り、しめじは石づきをとり小房に分ける。アボカドはひと口大に切る。

❷鍋にさけ、白菜、長ねぎ、しめじ、水、和風だしの素を入れて火にかける。グツグツしてきたらアボカドと豆乳を加えてもうひと煮立ちさせ、火を止めてみそを溶き入れる。

ポイント食材

たんぱく質
さけ、豆乳

ビタミンB6
アボカド

エネルギー
171 kcal

たんぱく質
11.5 g

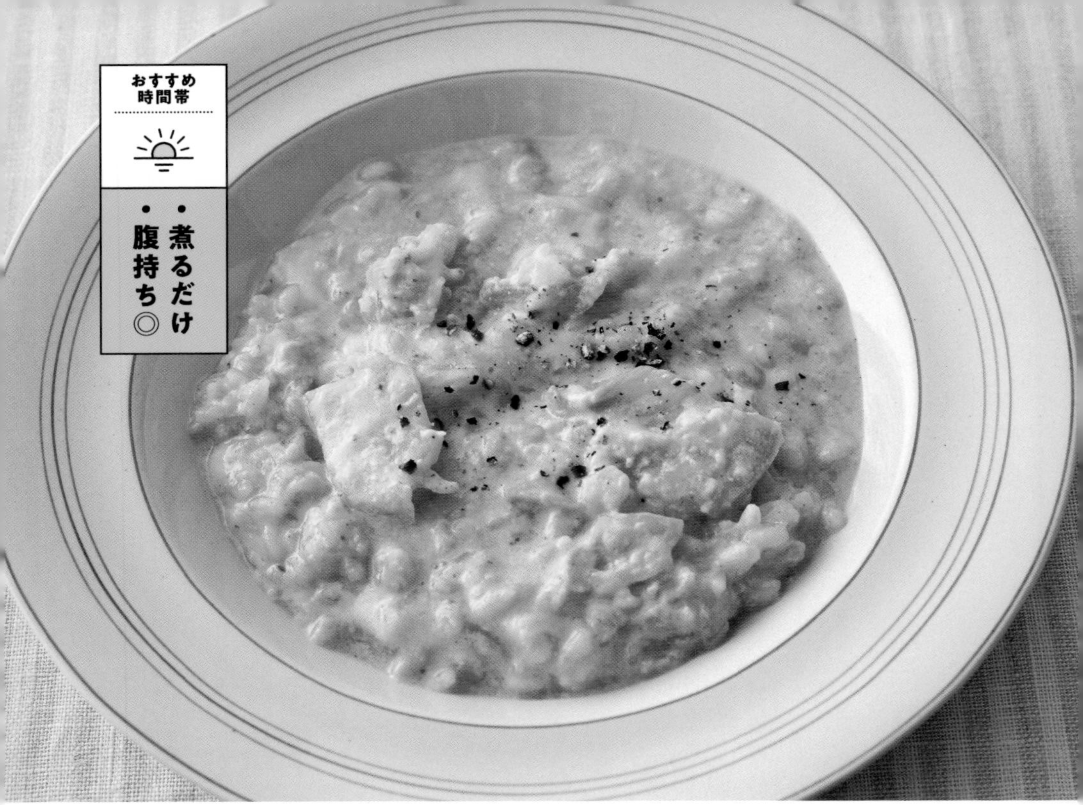

おすすめ時間帯

・煮るだけ
・腹持ち◎

もち麦は食物繊維たっぷり
お米の代わりで満腹感も◎

もち麦キムチリゾット

材料（2人分）

卵……1個

A
- ・もち麦ごはん……200g
- ・キムチ……50g（お好みの量）
- ・水……1カップ
- ・コンソメ（顆粒）……小さじ1/2

豆乳（無調整）……1カップ
ピザ用チーズ……大さじ2
粗挽き黒こしょう……適量

作り方

❶鍋にAの材料を入れて沸かす。
❷豆乳とチーズを加え、再び煮立ったら、溶き卵を入れて混ぜ、粗挽き黒こしょうをふる。

ポイント食材

たんぱく質
卵、豆乳、チーズ

ビタミンB6
もち麦

エネルギー
262 kcal

たんぱく質
10.9 g

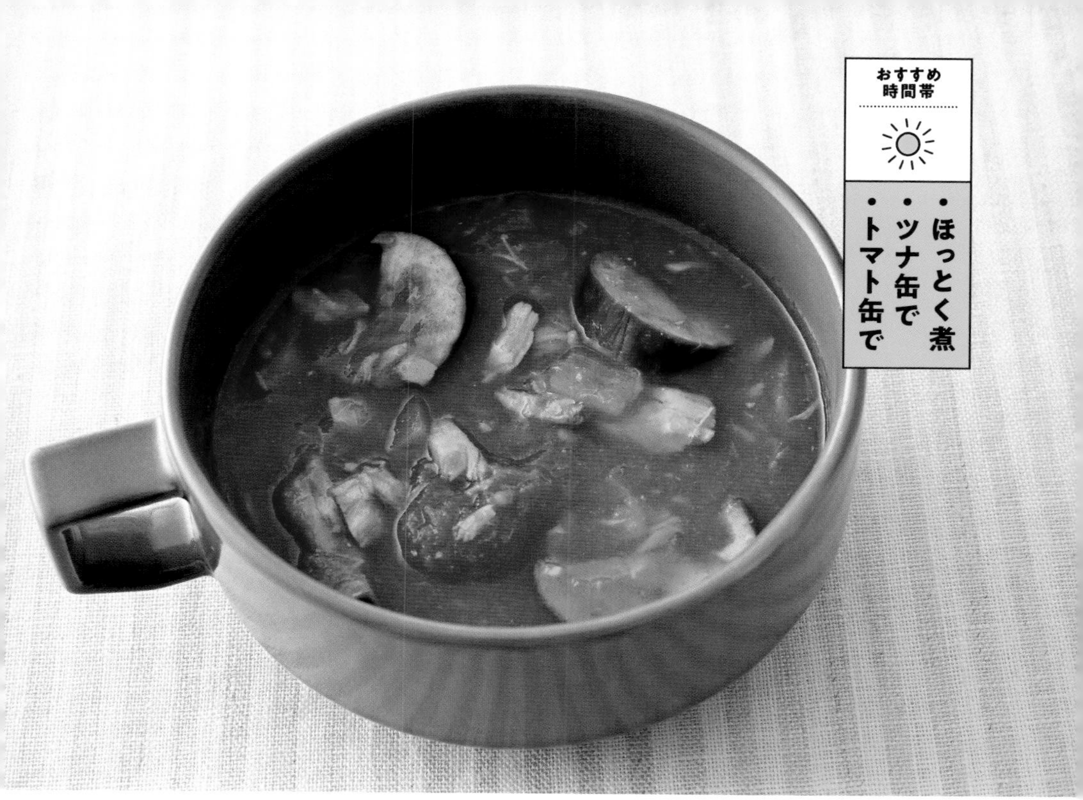

おすすめ時間帯

・ほっとく煮
・ツナ缶で
・トマト缶で

やせ効果のカレー粉+缶詰で
脂肪燃焼効果をアップ!

スパイシートマトスープ

材料（2人分）

トマト缶（カット）……1/2缶（200g）
ツナ缶（水煮）……1缶（70g）
玉ねぎ……1/4個
なす……1/2本
水……1/2カップ
コンソメ（顆粒）、カレー粉……各小さじ1

作り方

❶玉ねぎは1cmの角切り、なすは半月切りにする。
❷鍋に水、コンソメを入れて沸かし、玉ねぎとなすを加える。
❸具材がやわらかくなったら、トマト缶、ツナ缶、カレー粉を加えてひと煮立ちさせる。

ポイント食材

たんぱく質
ツナ

ビタミンB6
カレー粉、トマト

エネルギー
64 kcal

たんぱく質
6.0 g

おすすめ時間帯

・煮るだけ
・トマト缶で

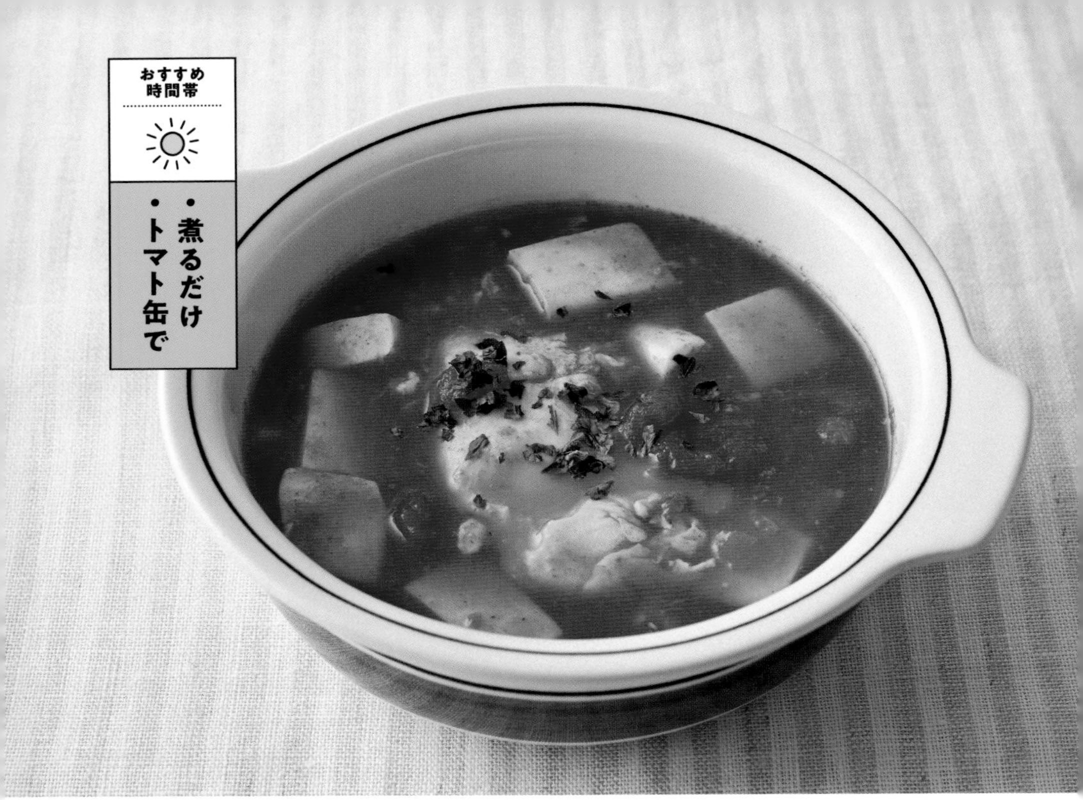

卵を割り入れて半熟状に
ヘルシーなのに代謝が上がる!

とろとろ豆腐トマトスープ

材料(2人分)

絹豆腐……1/2丁
卵……2個
A
・トマト缶(ホール)……1/2缶(200g)
・水……1カップ
・コンソメ(顆粒)……小さじ2
・塩、こしょう……少々
ドライパセリ……適量

作り方

❶豆腐は好みの大きさに切る。
❷鍋にAを入れて火にかけ(トマト缶はつぶしながら加える)、沸いたら豆腐を入れて2～3分煮る。
❸卵を1個ずつ割ってそっと加え、好みのかたさまで火を通す。
❹器に盛り、ドライパセリを散らす。

ポイント食材

たんぱく質
豆腐、卵

ビタミンB6
トマト

エネルギー
151 kcal

たんぱく質
11.5 g

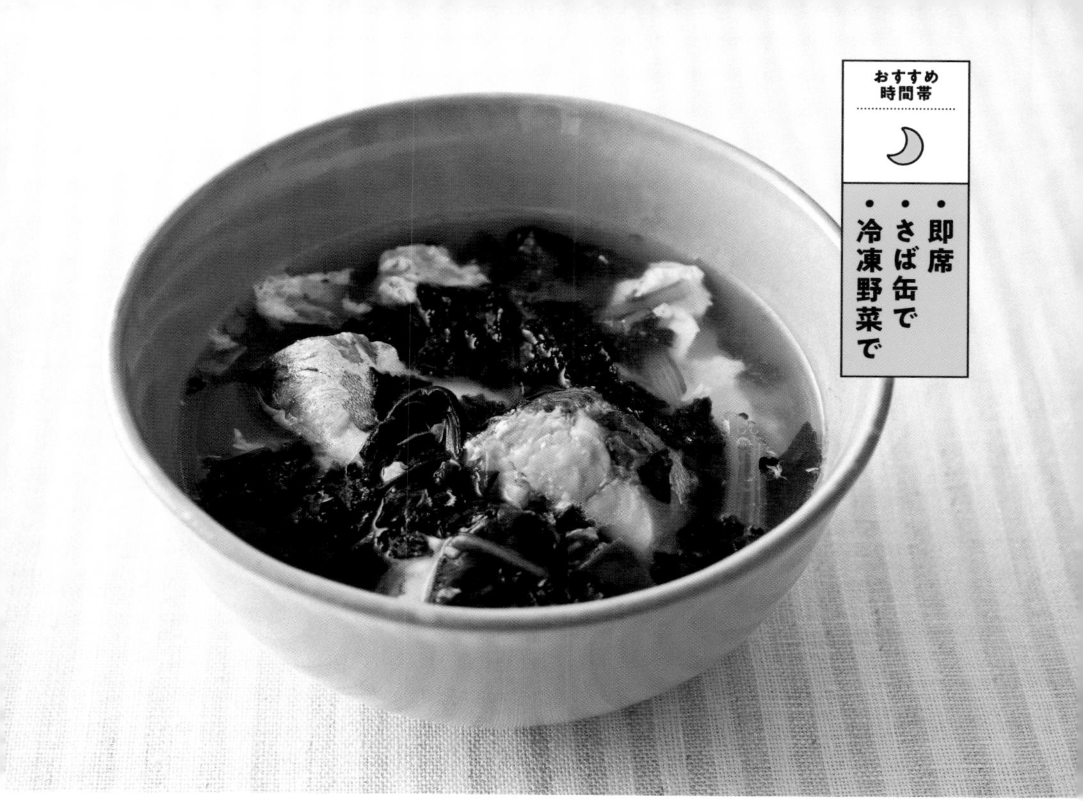

おすすめ時間帯

・即席
・さば缶で
・冷凍野菜で

万能食材のさば缶を汁ごと!
あっさり食べられるので夜食にも◎

さば缶の即席のり汁

材料(2人分)

さば缶(水煮・汁ごと)……1缶(190g)
ほうれん草(冷凍)……50g
水……2カップ
鶏ガラスープの素……小さじ1
卵白……2個分
のり……適量

作り方

❶卵白以外の材料を鍋に入れて沸かし、溶いた卵白を加える。
❸器に盛り、のりを散らす。

ポイント食材

たんぱく質
さば

ビタミンB6
さば、ほうれん草

エネルギー
183 kcal

たんぱく質
19.9 g

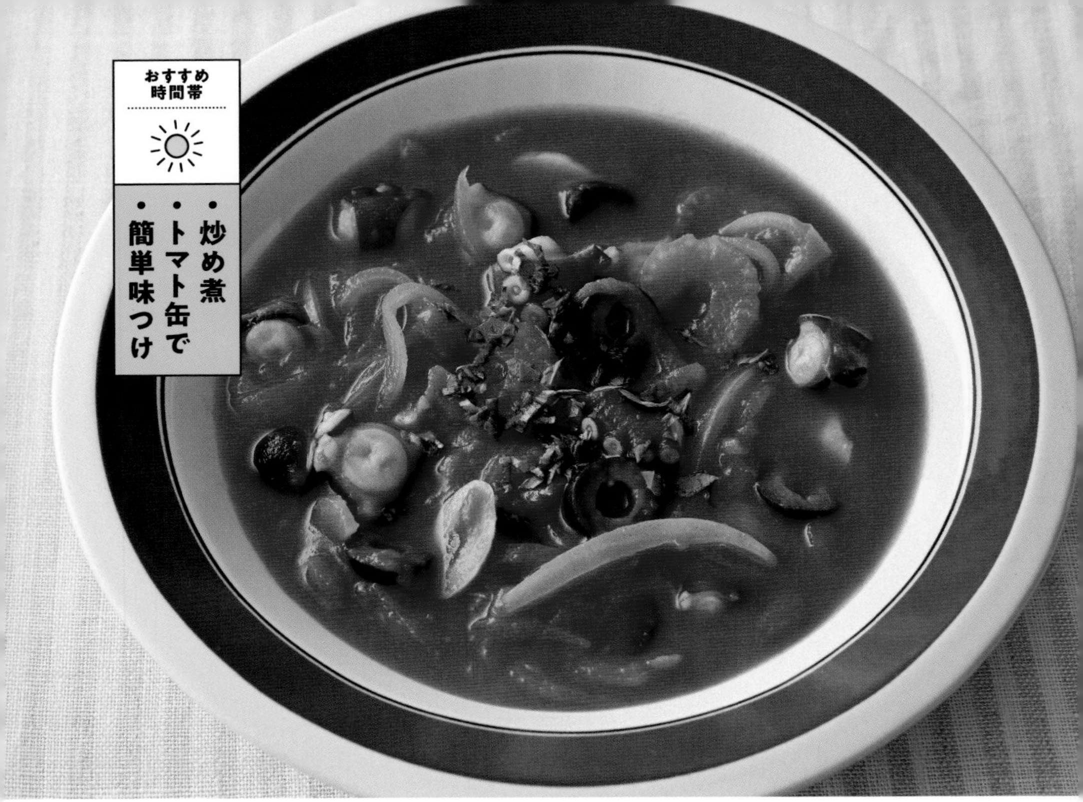

おすすめ時間帯

・炒め煮
・トマト缶で
・簡単味つけ

トマト缶に香味野菜、ハーブで旨み増!
たこのタウリンで疲れも吹き飛ぶ

たことセロリのスープ

材料(2人分)

蒸したこ……80g
トマト缶(ホール)……1/2缶 (200g)
玉ねぎ……1/2個
セロリ……1/4本
セロリの葉……適量
オリーブ……4個
にんにく……1/2片
水……1カップ
コンソメ(顆粒)……小さじ1
オリーブオイル……大さじ1/2

作り方

❶ たこはぶつ切り、玉ねぎ、にんにくは薄切り、セロリ、オリーブは輪切りにする。セロリの葉はみじん切りにする。

❷ 鍋にオイルとにんにくを熱し、香りがしたら、玉ねぎ、セロリ、オリーブを加えて炒める。しんなりしたらたこ、水、コンソメ、トマト缶をつぶしながら加えて煮る。

❸ 器に盛り、セロリの葉を散らす。

ポイント食材

たんぱく質
たこ

ビタミンB6
トマト、にんにく

エネルギー
123 kcal

たんぱく質
7.7 g

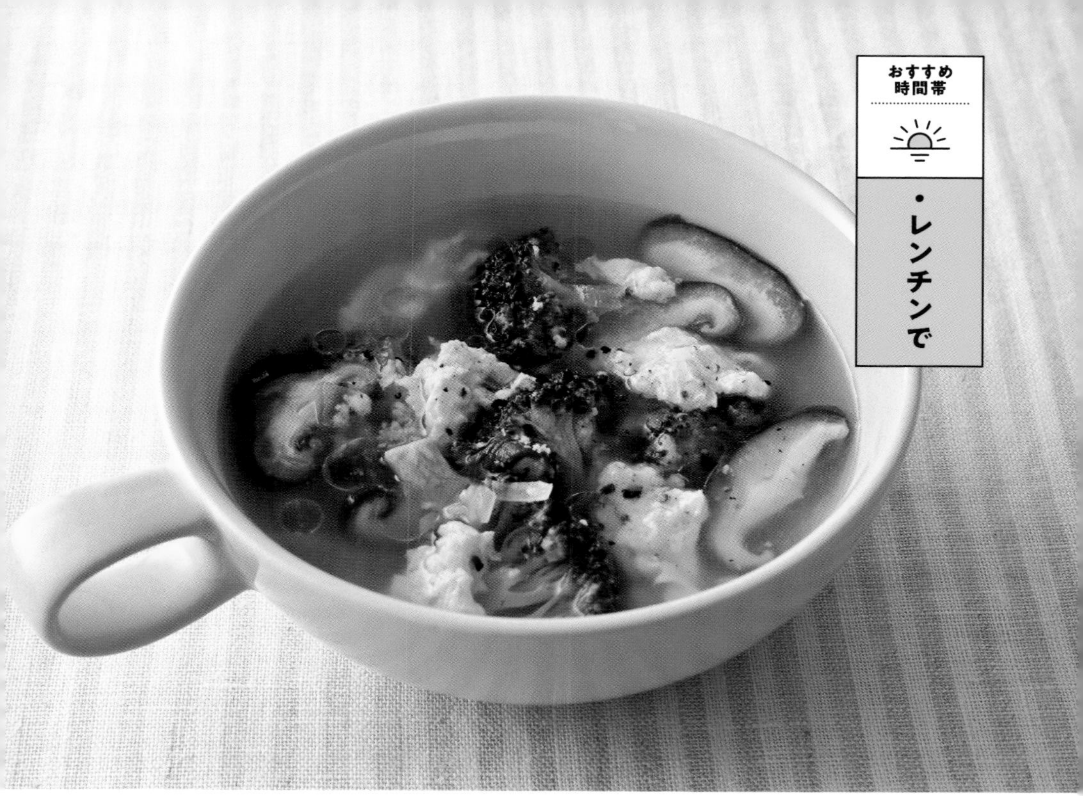

おすすめ時間帯

・レンチンで

電子レンジで鍋いらず
塩麹はストレス軽減、腸内環境改善も

卵×チーズの最強スープ

材料（2人分）

玉ねぎ……1/3個
ブロッコリー（小房）……6〜8個
しいたけ……2個（60g）
溶き卵……2個分
粗挽き黒こしょう……適量
オリーブオイル……小さじ2
A（混ぜ合わせておく）
・水……2カップ
・パルメザンチーズ……大さじ2
・白ワイン……小さじ2
・コンソメ（顆粒）……小さじ1/2
・塩麹……大さじ1
・にんにく、しょうが（チューブ）……各1cm

作り方

❶玉ねぎは粗みじん切り、ブロッコリーは小房に分ける。しいたけ（好みのきのこでも）は石づきをとり薄切りにする。

❷耐熱の器に半量のA、❶を入れる。

❸ふんわりとラップをし、電子レンジ（600W）で5分加熱する。

❹とり出して1個分の溶き卵を加え、ラップをして3分加熱する。

❺器に盛って粗挽き黒こしょうをふり、オリーブオイルを半量かける。残りの半量も同様に作る。

ポイント食材

たんぱく質
卵、チーズ

ビタミンB6
ブロッコリー

エネルギー
197 kcal

たんぱく質
11.6 g

体の内側から若返る！「やせ調味料」の選び方のコツ

やせ効果を高めるためには、
より体にうれしい食材を選ぶことが大切。
「やせ調味料」を中心に、
私が実際にスープにとり入れている
食材についてもご紹介します！

やせるだし

「だし」は無添加を選んで。味覚が正常に戻って太りにくくなる！

スープ作りの基本は、「だし」。味がおいしくなるのはもちろん、減塩にも役立ちますね。だしの優しい味は味覚のリセットにも効果的。味覚が鈍ると、おいしさという満足感が得られないので、満腹感だけを求めて食べ過ぎてしまいます。また濃い味を求めるので塩分や糖分のとり過ぎから肥満やむくみにもつながります。味覚が正常になると、それがなくなり、食欲コントロールもしやすくなります。

ただし、毎日イチからだしをとるのはハードルが高く、料理が苦手な面倒くさがりやさんは特に大変。「瞬食スープ」では顆粒のだしの素を使ってもＯＫとしていますが、市販のだしには添加物や甘味料などダイエットを邪魔するものを含む場合があるのでご注意を。特に添加物は、直接脳に働きかけて食欲を刺激する作用があります。また体に不要なものなので、摂取すると解毒・代謝が必要になって、本来行われるべき栄養の代謝ができなかったり、分解しきれなかった添加物が細胞を傷つけたりするリスクが。逆に太りやすくなる可能性があるんです。原材料をしっかりチェックして！

おすすめ！

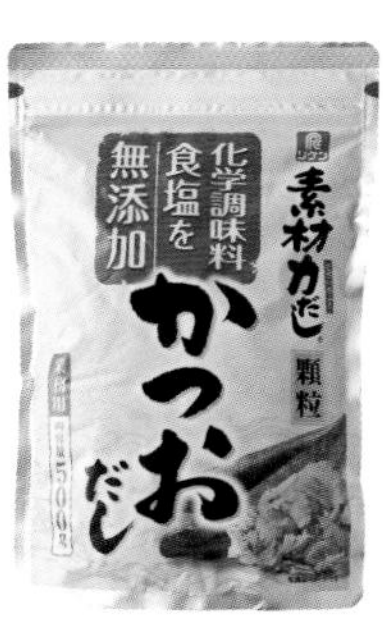

化学調味料無添加、食塩無添加の「素材力だし」の業務用サイズをリピート中。顆粒タイプなのでずぼらさんでも使いやすいですよ！

素材力だし かつおだし（500g）／理研ビタミン

やせる油

「えごまオイル」を食べる直前に加えればOK。いい細胞膜を作ってデトックス&代謝アップ！

ダイエット中は油をとらないほうがいいのか、それはNO！　高カロリーだから油はできるだけカットしようと思いがちですが、「質の良い油を適量とる」ことが大切です。

　なぜかというと、細胞の細胞膜は油からできているから。細胞膜は細胞内の老廃物を排出して、酸素や栄養をとり入れる大切な役割があります。つまり「やせる油を適量とる」と、よい細胞膜を作ることができて、細胞の機能がアップし、全身の代謝がアップ！　食欲やメンタルを安定させるセロトニンというホルモンをキャッチし、体を乾燥から守る効果もあります。調理に使うときはオリーブオイル、ごま油、米油を使いましょう。（42ページ参照）

　良質な油は生の状態でとるのもおすすめ。油を使わないスープのときは、食べる直前にプラスすると◎。私のおすすめはオメガ3オイルの「えごまオイル」。代謝アップ効果や、血液をサラサラにして中性脂肪を減らす効果、アレルギーの改善・アンチエイジング効果も。1品にティースプーン1杯程度をかけるのが目安です。スープの旨みもアップします。

おすすめ！

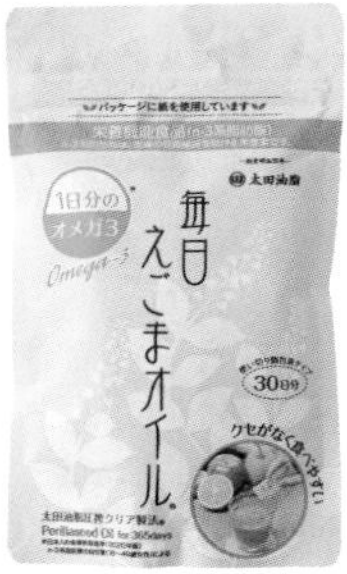

さっと加えられる、1回分ずつ個包装になったえごまオイルがおすすめ。熱に弱いので食べる直前に加えましょう。

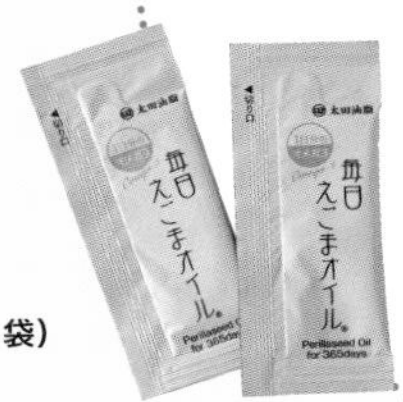

毎日えごまオイル 90g（3g×30袋）
／太田油脂

COLUMN 2

やせる天然塩

ダイエットにはミネラルが必須！
体がむくまない「天然塩」に変えよう

味つけの基本「塩」は、健康面でもダイエットでも重要！　塩は本来海水から作られ、塩化ナトリウムと他のミネラルがセットになっています。細胞を正常に保つ役割、神経や筋肉の働きを調整する役割、食欲の増進と正常な味覚をキープする役割があり、体に欠かせません。しかし塩分をとり過ぎると、人の体は塩分濃度を一定に保とうとして血液中の塩分濃度が上がり、それを下げるために水分を多くため込みます。体がどんどんむくんだり、高血圧や腎臓への負担にもつながることも。

この機会に、塩の種類を見直しましょう。ポイントは、「食塩相当量」をチェックして選ぶこと。塩の成分はナトリウムなどのミネラルなのですが、精製の過程でミネラルがなくなっている塩も多く、そのような塩は食塩相当量が高くなっています。反対に海水に近い「天然塩」は、絶妙なバランスでミネラルが含まれ、ミネラルの作用で余分な塩化ナトリウムを汗や尿と一緒に排出します。私のおすすめは「ぬちまーす」。多く含まれるマグネシウムやカリウムには余分な水分を体の外に排出する作用が。マグネシウムには、代謝アップ効果や便をやわらかくする作用もありますよ。

おすすめ！

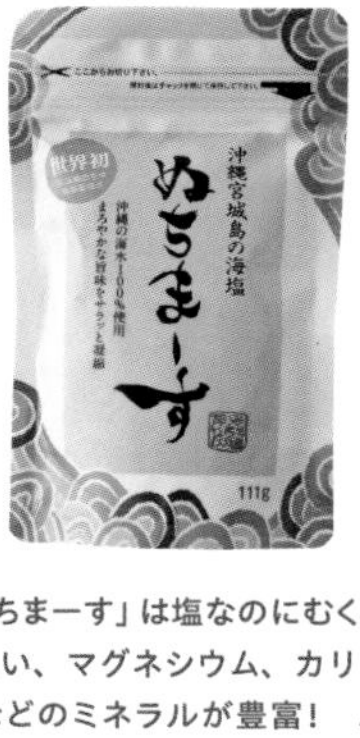

「ぬちまーす」は塩なのにむくみにくい、マグネシウム、カリウムなどのミネラルが豊富！　パウダータイプと顆粒タイプがありますよ。

ぬちまーす（111g）／ぬちまーす
※現在、注文後2～3週間待ちとなります。

おすすめ！

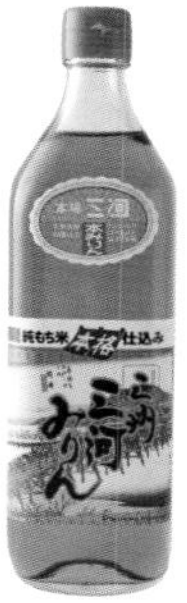

「三河みりん」は私を砂糖中毒・お菓子中毒から脱出させてくれた救世主。「料理上手になったかも？」というくらいにおいしくなります。煮つめて「煮切りみりん」にすれば、シロップのように使うことができますよ。

三州三河みりん（700ml）／角谷文治郎商店

やせる甘味

砂糖はNG！　甘みをつけたいときは中毒性が低い「本みりん」使おう

「瞬食」では砂糖は使わないのがルール。その点、スープは砂糖を使う場面がほとんどないので安心ですね。砂糖は「マイルドドラッグ」と呼ばれていて中毒性が高い！　悪玉菌のエサになって腸内環境を乱れさせたり、細胞を糖化させて肌の老化につながったりするため、ダイエットの天敵なんです。代用にみりんやエリスリトールを使うことをおすすめしています。

しかし、みりんには本物と偽物があることをご存じでしょうか？　スーパーなどでよく売られている「みりん風調味料」は、実は味をみりんに寄せているだけ。甘味料や添加物が入っていることも多く、甘いものを求める味覚になってしまいます。一方、「本みりん」の原材料はもち米、米麹、焼酎などのアルコールのみで、じっくり熟成して作られているので味がまろやかでおいしいんです。中毒性が低く、血糖値の上昇を抑えられますよ。

毎日使う調味料だからこそ変えるだけでやせられる！

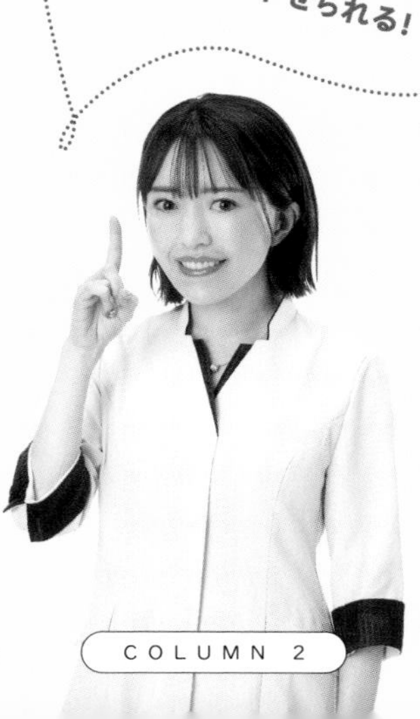

※56～59ページで紹介した商品は、スーパーやネットショップ等でお買い求めください。

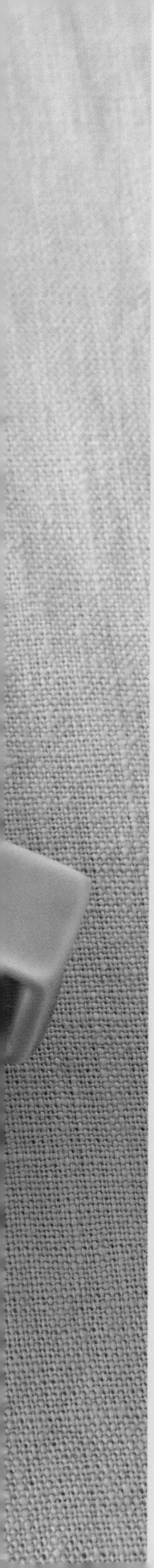

Soup 3

お通じも脂肪も流す!

便秘解消スープ

腸内環境を整える発酵食品や
食物繊維をたっぷり使ったスープ。
便通をよくして胃腸の働きを活発にすれば、
基礎代謝もアップ。下半身やせにも効果あり!

善玉菌のエサになる塩麹と
食物繊維がたっぷりとれる

キャベツとセロリの腸活スープ

材料(2人分)

キャベツ……1/8個
セロリ……1/2本
しめじ……4/5パック(80g)
鶏もも肉……1/2枚(150g)
塩麹……大さじ2
水……2カップ
塩、こしょう……少々

作り方

❶ しめじ(好みのきのこでも)は石づきをとり、キャベツ、セロリ、鶏もも肉はひと口大に切る。
❷ 鍋に❶、塩麹、水、塩、こしょうを加えて煮る。

エネルギー	たんぱく質
117 kcal	10.7 g

おすすめ
時間帯

・ほっとく煮
・食物繊維で
・腹持ち◎

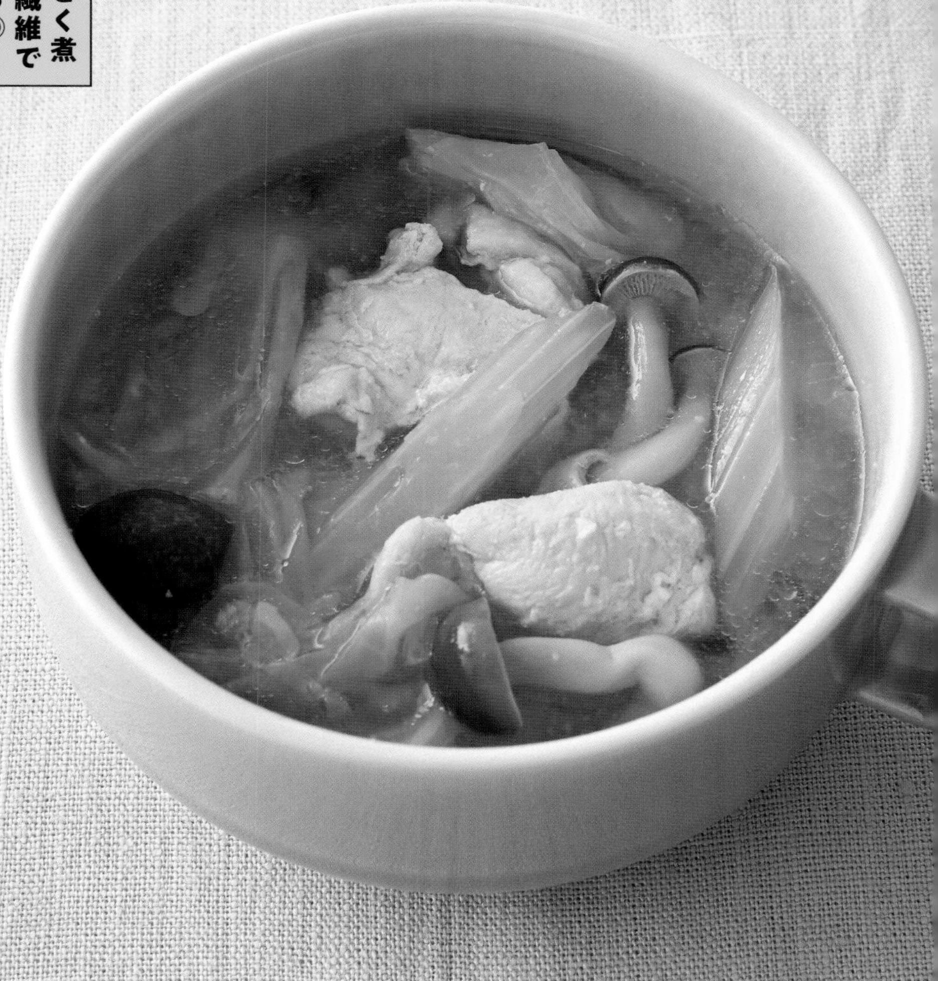

ポイント食材

発酵食品	食物繊維	たんぱく質
塩麹	**キャベツ、セロリ、しめじ**	**鶏肉**

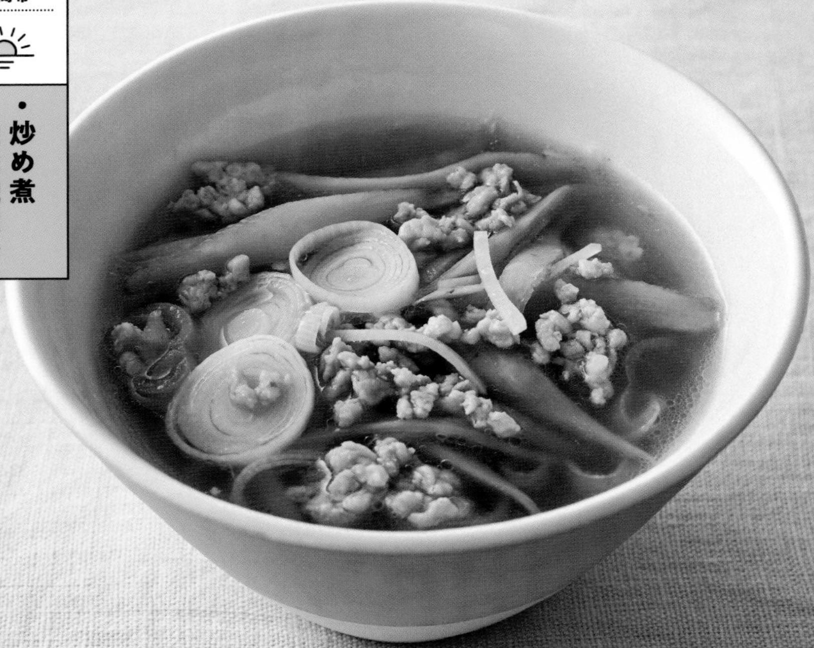

おすすめ時間帯

炒め煮・食物繊維で

不溶性&水溶性食物繊維が豊富な
ごぼうで、腸を動かしてやせる!

ごぼうのすまし汁

材料(2人分)

鶏ひき肉……100g
ごぼう……2/3本
長ねぎ……1/5本
しょうが……1/2片
水……2カップ
しょうゆ、酒、米油…各小さじ2

作り方

❶ごぼうはささがき、長ねぎは輪切り、しょうがは千切りにする。

❷鍋に油を熱し、鶏ひき肉を炒めて色が変わったら、ごぼうを加えしんなりするまで炒める。

❸水、しょうゆ、酒、しょうがを加えて2〜3分煮る。

❹長ねぎを加えてひと煮立ちさせる。

ポイント食材

たんぱく質
鶏肉

食物繊維
ごぼう

エネルギー
172 kcal

たんぱく質
8.4 g

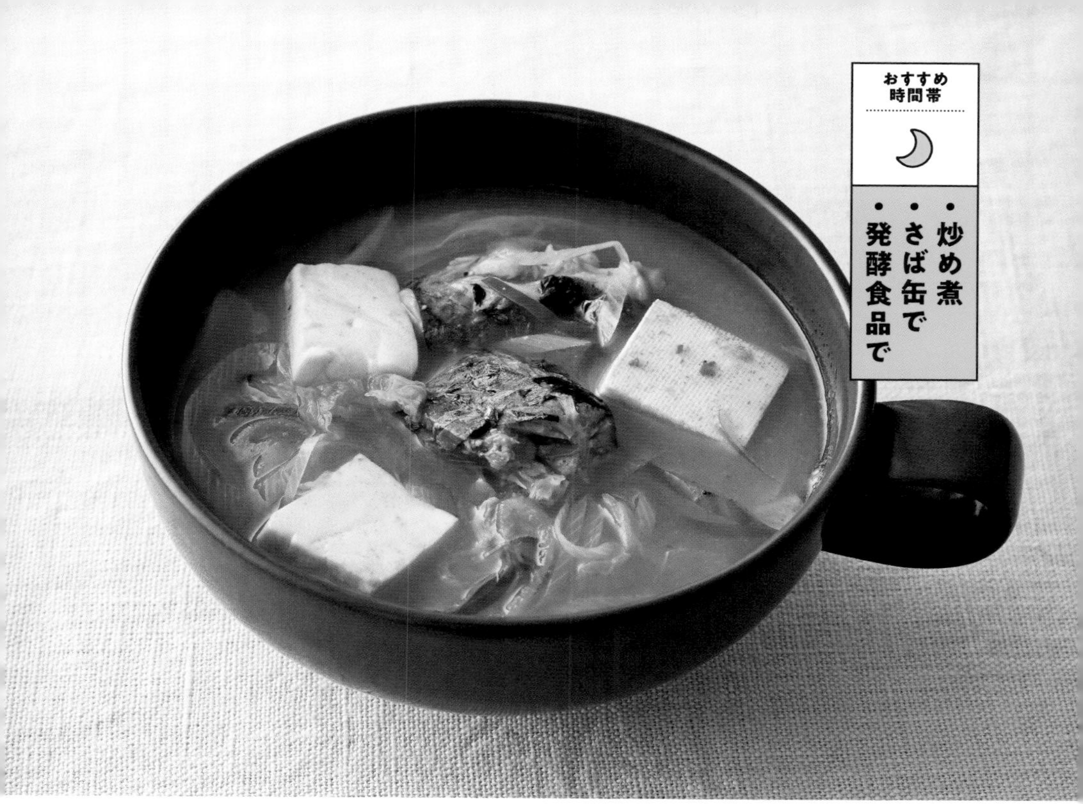

おすすめ時間帯

・炒め煮
・さば缶で
・発酵食品で

キムチの乳酸菌パワーで
腸内環境を整えて腸のぜん動運動を活発に

ピリ辛さばみそスープ

ポイント食材

たんぱく質
さば、豆腐

発酵食品
キムチ、みそ

エネルギー
203 kcal

たんぱく質
15.5 g

材料（2人分）

さば缶（水煮）
……1/2缶（95g、缶汁大さじ2）
キムチ……100g
長ねぎ……1本
木綿豆腐……1/2丁
ごま油……少々
水……2カップ
酒、みそ……各大さじ1
にんにく（チューブ）……少々

作り方

❶長ねぎは斜め切り、豆腐はひと口大に切る。
❷鍋にごま油を熱し、キムチを炒める。熱々になったらさば缶と缶汁、水、酒、長ねぎ、豆腐を加えて煮る。
❸煮立ったら、みそを溶き入れ、にんにくを加えて2分ほど煮る。

おすすめ
時間帯

・即席

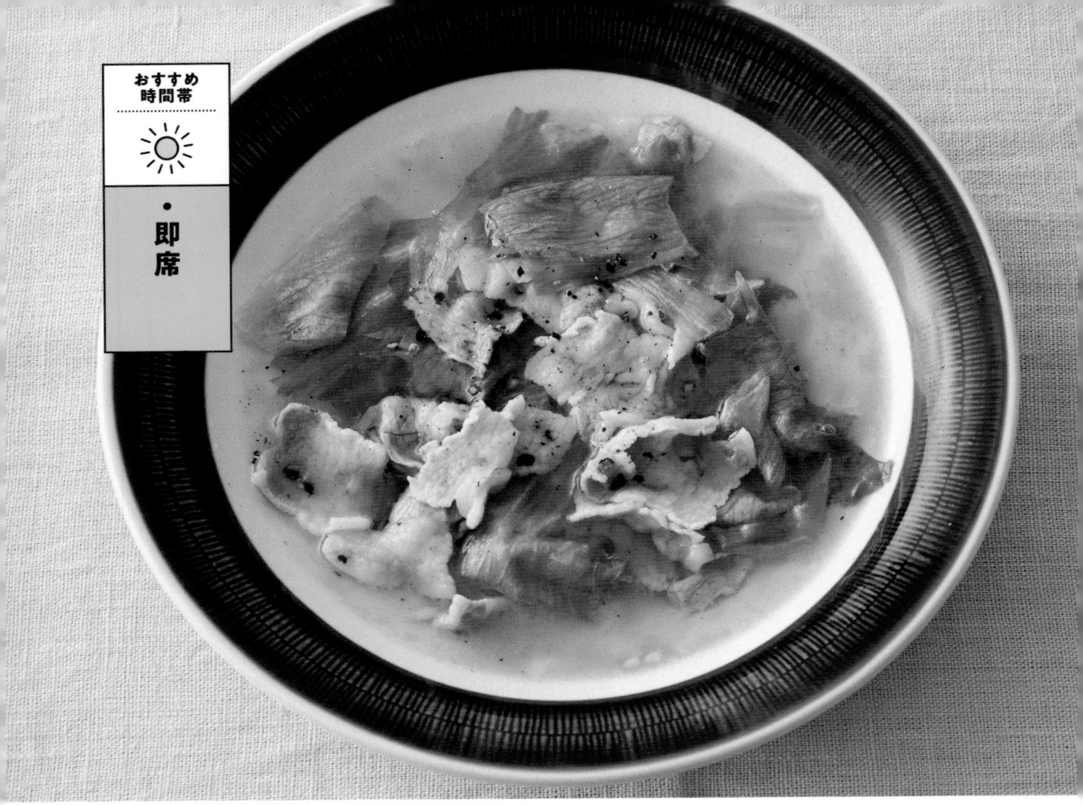

食物繊維&低カロリーのレタスは
スープでたっぷり食べられる!

“豚レタ”スープ

材料(2人分)

豚バラ薄切り肉……4枚(100g)
レタス……2枚(60g)
水……2カップ
鶏ガラスープの素…小さじ1/2
オイスターソース……小さじ1
オリーブオイル、黒こしょう……各少々

作り方

❶豚肉は4cm幅に切る。レタスはひと口大にちぎる。
❷鍋に水、鶏ガラスープの素、オイスターソースを入れて沸かす。
❸豚肉を加えてアクをとり、色が変わったらレタスを加えてすぐに火を止める。
❹器に盛り、黒こしょうとオリーブオイルをかける。

ポイント食材

たんぱく質
豚肉

食物繊維
レタス

エネルギー
201 kcal

たんぱく質
6.9 g

麺をしらたきに置き換えれば
糖質大幅カット&お通じ改善!

豆乳ちゃんぽん

ポイント食材

たんぱく質
豚肉、シーフード、豆乳

食物繊維
しらたき、キャベツ、にんじん、しいたけ

エネルギー **228** kcal

たんぱく質 **14.7** g

材料(2人分)

しらたき……1袋(200g)
豚バラ薄切り肉……2枚(50g)
シーフードミックス(冷凍)……100g
キャベツ……1/8個
長ねぎ……1/4本
にんじん……1/8本
しいたけ……1個
ごま油……大さじ1/2
〔スープ〕
水……2カップ
酒……小さじ2
鶏ガラスープの素、しょうゆ、オイスターソース……各小さじ1
塩……ひとつまみ
豆乳(無調整)……1/2カップ
塩、こしょう……各少々

作り方

❶ シーフードミックスを解凍しておく。にんじんは短冊切り、長ねぎと石づきをとったしいたけは薄切り、キャベツと豚肉は食べやすい大きさに切る。しらたきは食べやすい長さに切り、水洗いする。

❷ 鍋にごま油を引き、豚肉とシーフードミックスを炒め、次に野菜を炒める。野菜がしんなりしたら、スープの材料をすべて入れてひと煮立ちさせる。

❹ 豆乳としらたきを加え、温まったら塩、こしょうで味を調える。

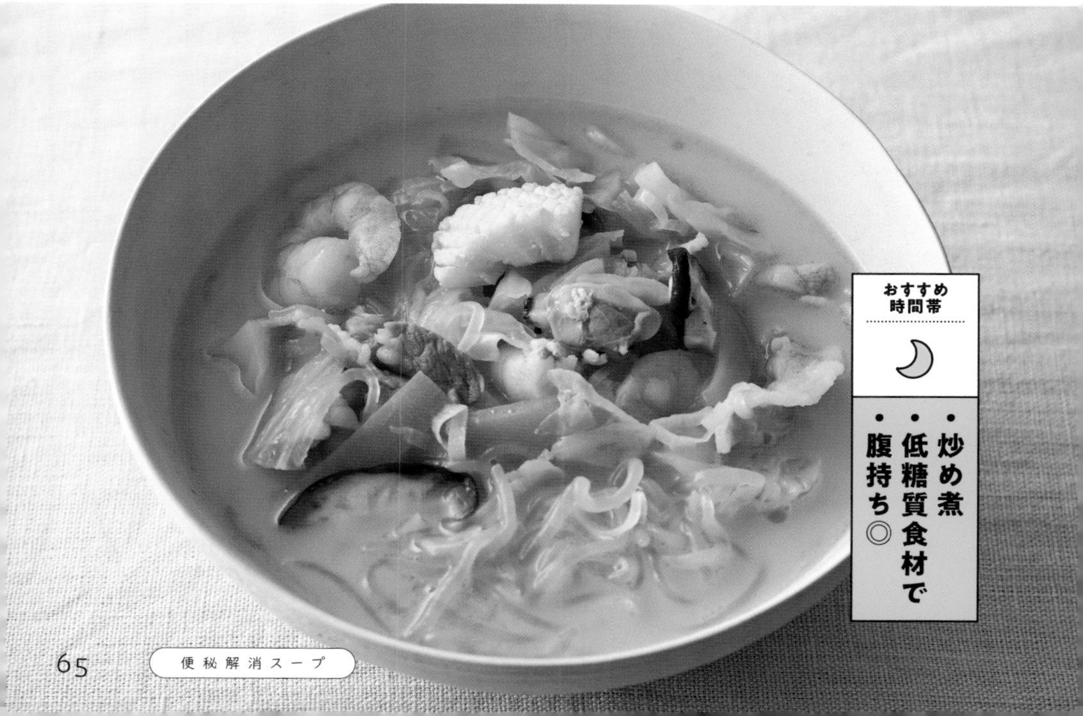

おすすめ時間帯

・炒め煮
・低糖質食材で
・腹持ち◎

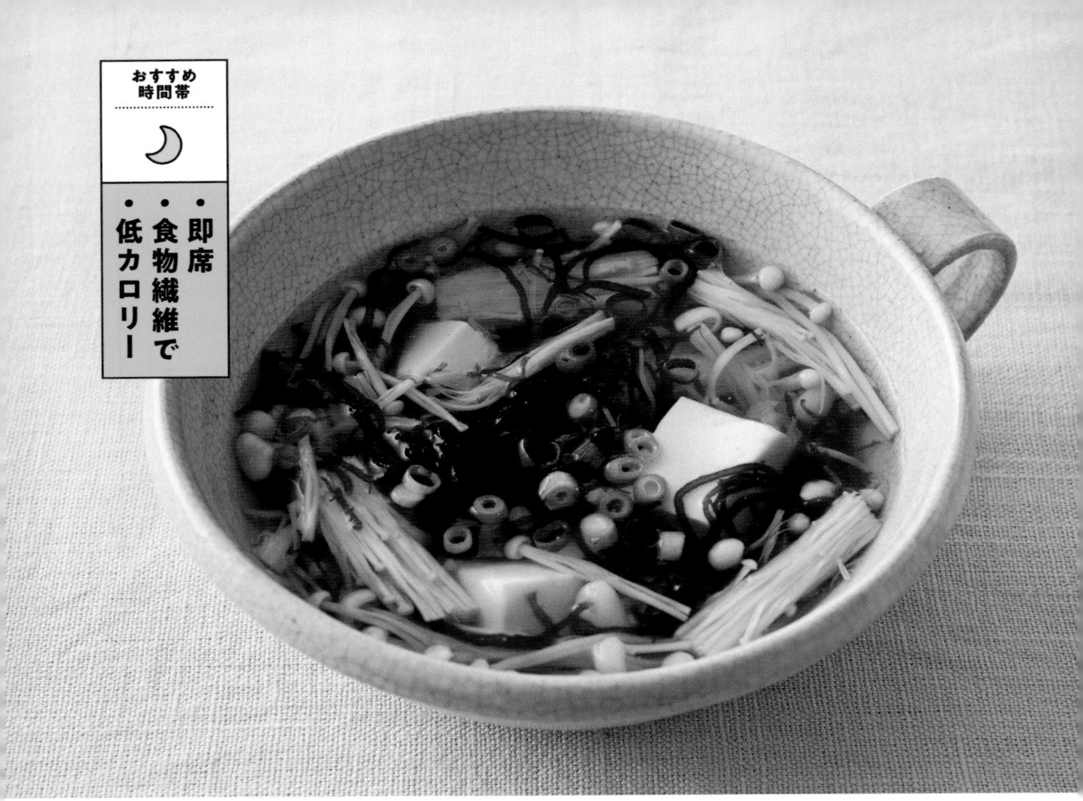

おすすめ時間帯

・即席
・食物繊維で
・低カロリー

もずくに含まれるフコイダンで
腸をキレイに！ 免疫力アップも期待

さっぱりもずくスープ

材料（2人分）

生もずく……40g
えのきたけ……1/2パック（50g）
絹豆腐……1/2丁
水……2カップ
鶏ガラスープの素……小さじ1
小ねぎ（小口切り）……適量

作り方

❶もずくを水で洗う。えのきたけは石づきをとり、長さを半分にして小房に分ける。豆腐は食べやすい大きさに切る。小ねぎは小口切りにする。

❷鍋に水、鶏ガラスープの素を入れて火にかけ、沸いたら❶を入れる。

ポイント食材

たんぱく質
豆腐

食物繊維
もずく、えのきたけ

エネルギー
62 kcal

たんぱく質
5.0 g

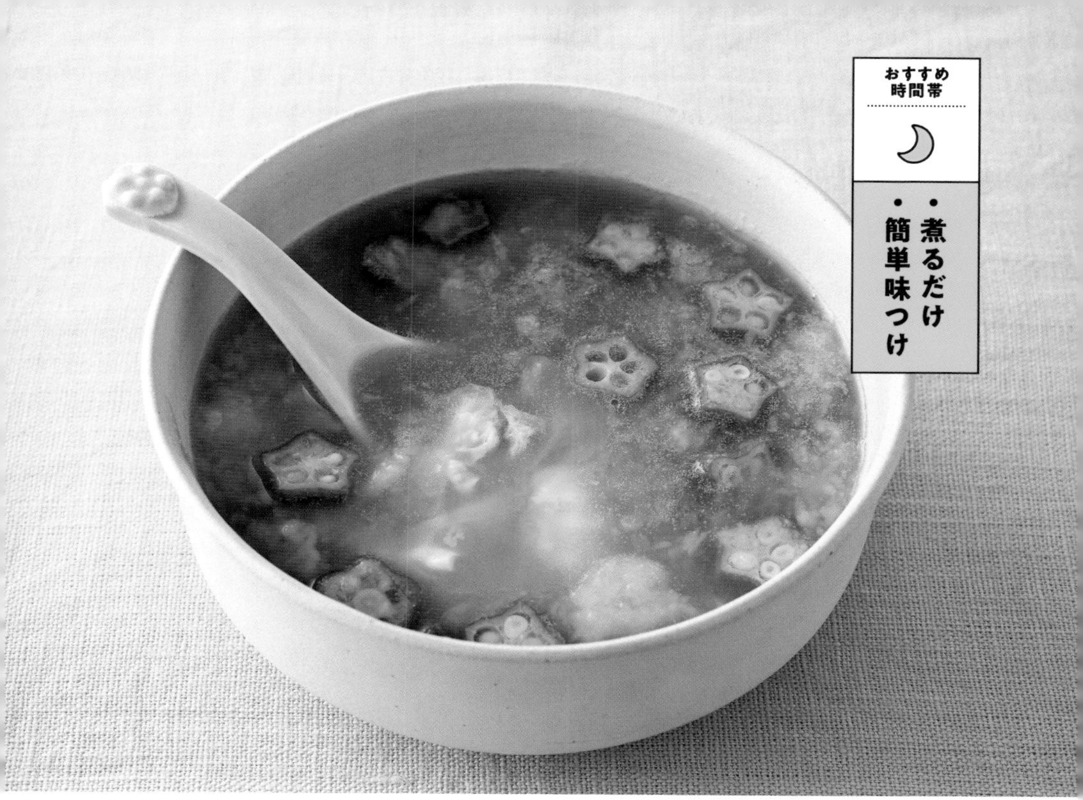

おすすめ時間帯

・煮るだけ
・簡単味つけ

胃腸の調子を整える
ねばねば食材をダブルで食べる!

とろろとオクラの ねばねばスープ

材料(2人分)

- 長いも(すりおろし)……5cm分(100g)
- オクラ……4本
- 卵……2個
- 和風だしの素……小さじ1
- 水……2カップ
- しょうゆ、酒……各大さじ1

作り方

1. オクラは輪切りにする。
2. 鍋に水、和風だしの素、酒、しょうゆを入れて沸かし、長いも、オクラを加える。
3. 卵を割り入れて、白身が固まったら火を止める。

ポイント食材

たんぱく質
卵

食物繊維
長いも、オクラ

エネルギー
134 kcal

たんぱく質
8.3 g

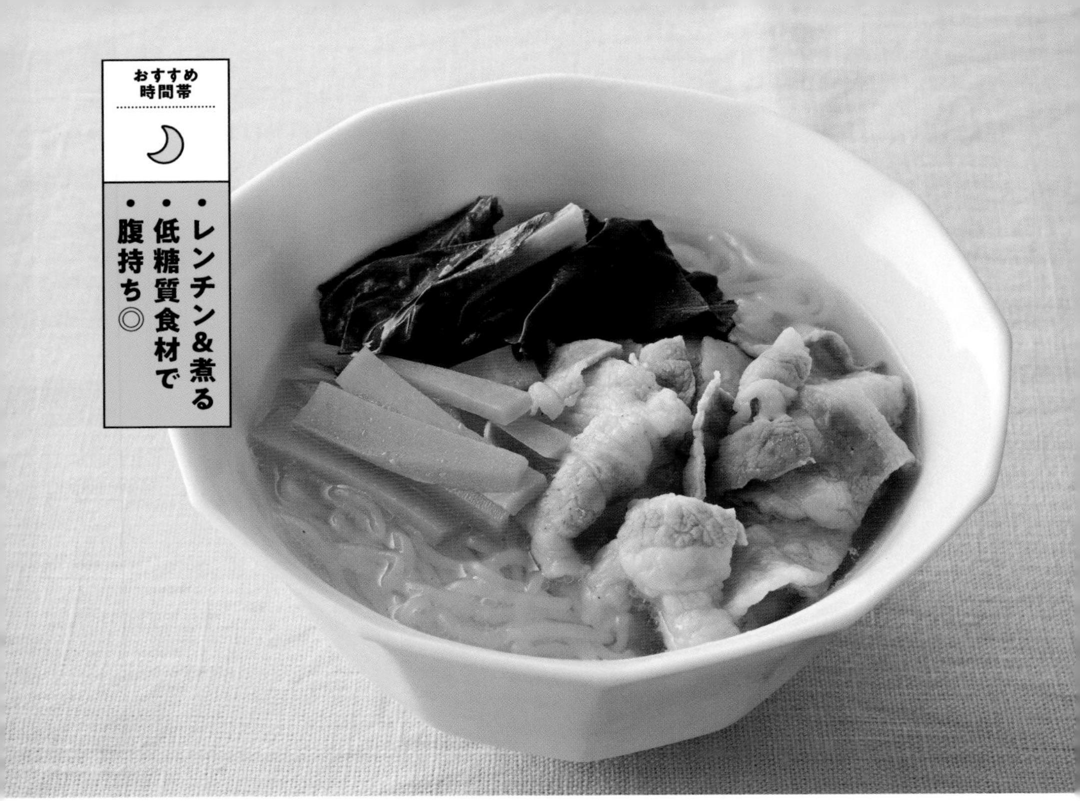

おすすめ
時間帯

・レンチン＆煮る
・低糖質食材で
・腹持ち◎

しらたきのグルコマンナンで
満腹感アップ。腸の動きも活発に

しらたき豚ラーメン

材料（2人分）

豚バラ薄切り肉……………100g
しらたき……………1袋（200g）
小松菜（好みの野菜 手のひら分）
……………1株
にんじん……………1/4本
水……………3カップ
鶏ガラスープの素……………小さじ2
塩、こしょう……………各適量
にんにく、しょうが（チューブ）
……………各2cm

作り方

❶しらたきにお湯を浸るくらい入れて電子レンジ（600W）で2〜3分加熱し、ざるにあげ、長さを半分にする。
❷豚肉と小松菜は4cm幅に切り、にんじんは短冊切りにする。
❸鍋に水、鶏ガラスープの素を入れて火にかけ、豚肉を入れる。
❹❶のしらたきを入れて1分ほど煮たら、❷の野菜を加えて30秒ほど煮る。塩、こしょう、にんにく、しょうがで味を調える。

ポイント食材

たんぱく質
豚肉

食物繊維
小松菜、にんじん、しらたき

エネルギー
206 kcal

たんぱく質
7.3 g

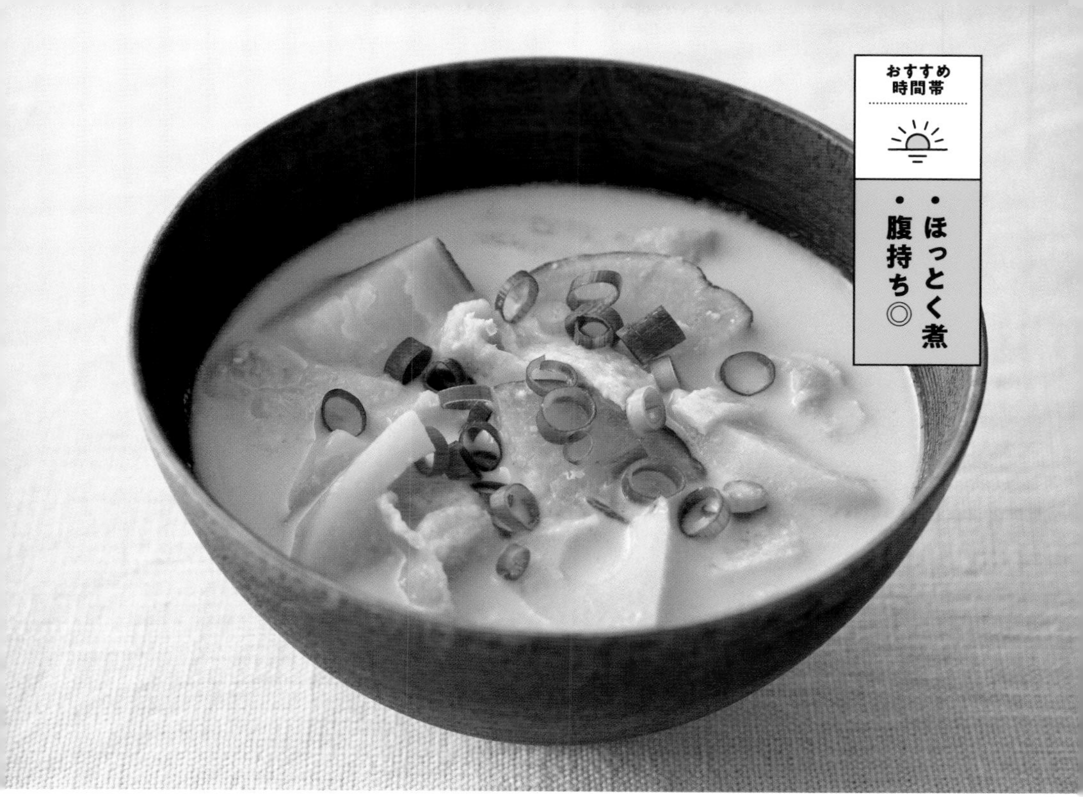

おすすめ時間帯

・ほっとく煮
・腹持ち◎

便のかさを増やす根菜は
代謝アップにも効果を発揮!

さつまいもの豆乳けんちん汁

ポイント食材

食物繊維
さつまいも、れんこん

発酵食品
みそ

エネルギー **142** kcal

たんぱく質 **7.2** g

材料(2人分)

さつまいも	1/4本
れんこん	40g
油揚げ	1/2枚
水	1カップ
和風だしの素	小さじ1/2
豆乳(無調整)	1カップ
みそ	大さじ2
小ねぎ(小口切り)	適量

作り方

❶さつまいも、れんこんはいちょう切り、油揚げは短冊切りにする。

❷鍋に水、和風だしの素、❶を加えて5分ほど煮る。

❸野菜に火が通ったら豆乳を加え、みそを溶き入れる。

❹器に注ぎ、小ねぎを散らす。

おすすめ時間帯

・ほっとく煮
・食物繊維で

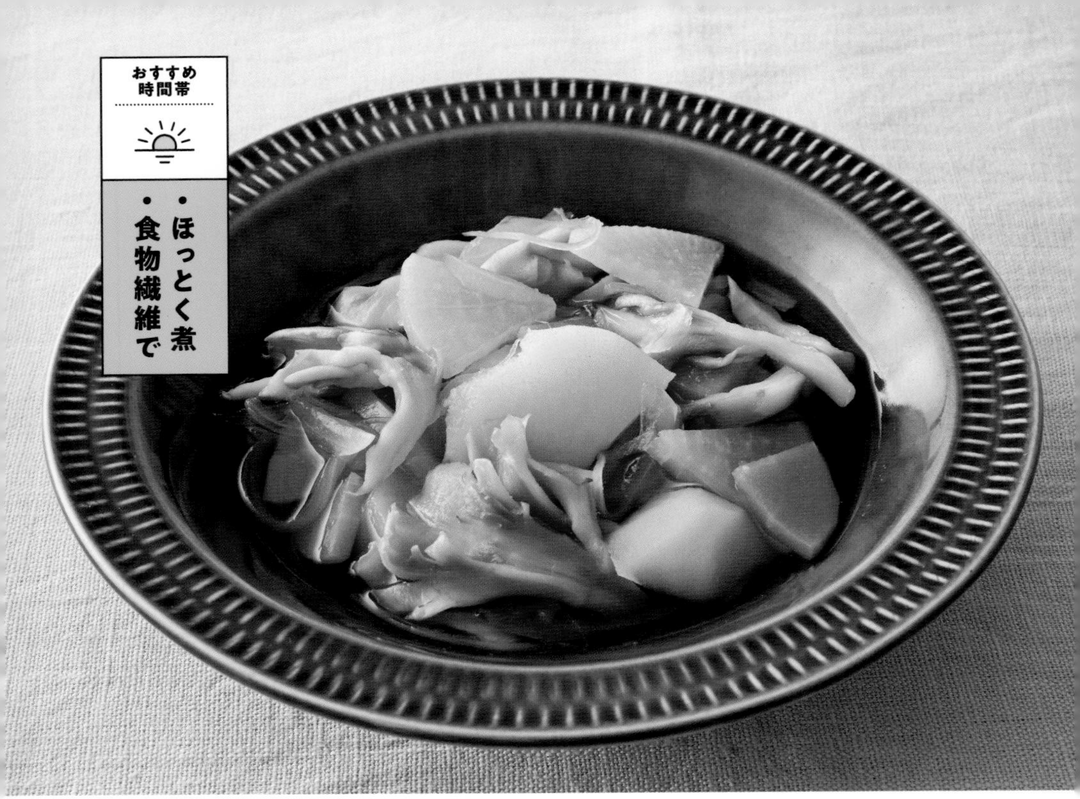

たっぷり食物繊維で便通を促進
まいたけは旨みアップにも活躍！

根菜たっぷりおかずスープ

ポイント食材

食物繊維
まいたけ、大根、にんじん、じゃがいも

エネルギー
83 kcal

たんぱく質
2.2 g

材料（2人分）

大根	2cm（50g）
にんじん	1/2本
まいたけ	1パック（100g）
玉ねぎ	1/2個
じゃがいも	小1個
水	2と1/2カップ
和風だしの素	小さじ1と1/4
酒	小さじ１
塩	小さじ1/4
しょうが（チューブ）	3cm

作り方

❶ 大根、にんじんはいちょう切り、玉ねぎは薄切り、じゃがいもはひと口大に切る。まいたけは食べやすい大きさにほぐす。

❷ 大きめの鍋に❶、水、和風だしの素を入れて火にかける。野菜に火が通ったら酒、塩、しょうがを入れて味を調える。

腸の善玉菌を増やすヨーグルトで
お腹スッキリ、まろやかな味に!

スープカレーのヨーグルト添え

ポイント食材

たんぱく質
鶏むね肉

食物繊維
オクラ

発酵食品
ヨーグルト

材料(2人分)

鶏むね肉……1/3枚(100g)
玉ねぎ……1/2個
オクラ……2本
なす……1/2本
ミニトマト……4個
水……2カップ
鶏ガラスープの素、カレー粉……各小さじ1
オリーブオイル……大さじ1/2
ヨーグルト……大さじ4

作り方

❶ヨーグルトは水切りをする。鶏肉は2cm角、玉ねぎは1cm角、なすは半月切り、オクラは輪切りにする。ミニトマトはヘタをとる。
❷鍋にオリーブオイルを熱し、鶏肉、玉ねぎ、オクラ、なすを炒める。全体に油がなじんだら、カレー粉を加えてさらに炒める。
❸香りがしてきたら、水、鶏ガラスープの素を加えて沸かす。
❹ミニトマトを加えてひと煮立ちさせたら器に盛り、ヨーグルトを添える。

エネルギー
134 kcal

たんぱく質
11.6 g

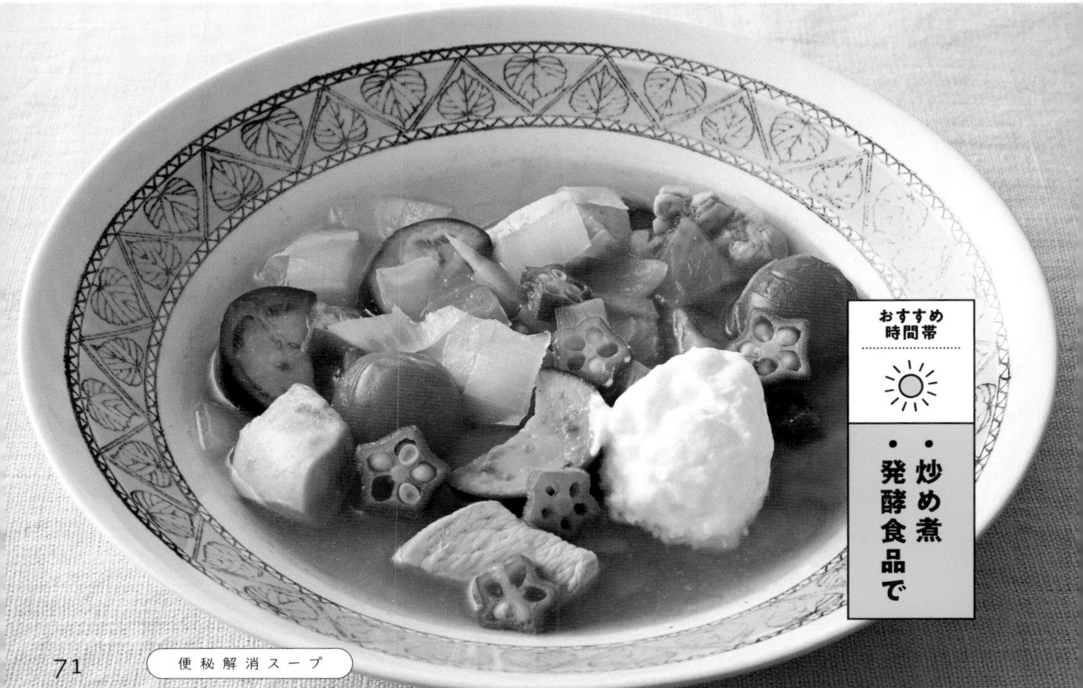

おすすめ時間帯

・炒め煮
・発酵食品で

COLUMN 3

体脂肪、中性脂肪、脂肪肝って？

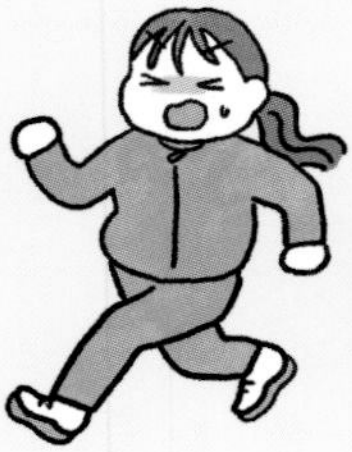

落とすべき「脂肪」について理解しよう

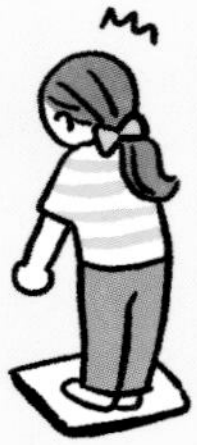

体脂肪って？ 女性は「皮下脂肪」がつきやすい

体脂肪には「内臓脂肪」と「皮下脂肪」の2種類があります。

「内臓脂肪」は、内臓を覆うようにつく脂肪のことで、筋肉の内側、胃や腸を覆う膜につくため、手でつかむことはできません。蓄積するとお腹がポッコリ張り出したビール腹になることから、内臓脂肪が多い肥満の体型は「リンゴ型肥満」と呼ばれ、男性に多いのが特徴です。

一方、「皮下脂肪」は一般的に脂肪と呼ばれているもので、例えばお腹をつまんだときにつかめる脂肪のこと。男性より女性に蓄積しやすい傾向があり、特にお尻や太ももなど下半身に集中してつくため、皮下脂肪が多い肥満の体型は「洋ナシ型肥満」と呼ばれます。加えて皮下脂肪は体温の維持や、内臓や骨を保護する働きがあるため、少しずつ蓄積されていき、特に内臓が集まるお腹まわりが落としにくくなります。

「瞬食スープ」では、これらの体脂肪に対し、栄養をとることで筋肉をキープし、代謝をアップさせることで無理なく落とせるように、アプローチしていきます。

中性脂肪って？蓄え過ぎると肥満の原因に

「中性脂肪」とは、体脂肪のほとんどを占める血液中の脂肪成分のことです。血液検査で数値を知ることができ、基準値は30～149mg／dlとされています。

中性脂肪は活動のための予備エネルギーになり、体温を保つ働きもあるので決して悪いものではなく、減らし過ぎてもダメ。しかし中性脂肪を消費できずにどんどん脂肪として蓄えられてしまうと、脂肪肝《かん》や肥満、動脈硬化のリスクが高まります。心臓病や脳卒中などを引き起こし、命の危険につながることもあるのです。

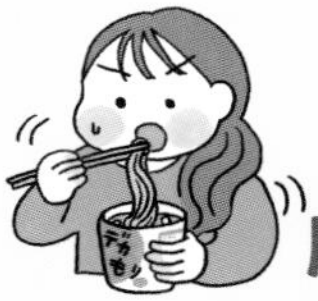

「脂肪肝」って？ 肝臓のフォアグラ化予防・改善でデトックス

「脂肪肝」とは中性脂肪が肝臓についてしまう病気で、たとえるならフォアグラ状態のこと。肝臓は脂肪の貯蔵庫になっていて、中性脂肪をすぐに消費できます。適量の貯蔵であれば問題ないのですが、たまり過ぎると脂肪肝になってしまいます。また、肥満になると肝臓での脂肪の燃焼が悪くなるので、さらに肝臓に中性脂肪がたまりやすくなります。肝臓は「沈黙の臓器」と呼ばれるため症状がなく、知らず知らずのうちに肝臓の状態が悪化し、肝硬変や肝臓がんなどの病気に進行する危険が。とはいえ、脂肪肝になると血液がドロドロになって血流が悪化し、疲れやすい、だるい、肩がこる、頭がボーッとしやすくなるといった症状が出る人も多いそう。このような場合はただの不調として放置せずに受診をしましょう。

基礎代謝は代謝全体の約6割を占め、なかでも肝臓が一番多くの割合を占めています。さらに肝臓には体に不要なものをデトックスしてくれる働きや、栄養の分解と合成をする働きも。つまり、肝臓の状態がよければ自然と勝手に「やせ体質」になれるんです。

脂肪肝＝お酒が原因というイメージがありますが、実は日本人は、お酒以外が原因の脂肪肝（非アルコール性脂肪肝）が多いのも特徴です。非アルコール性脂肪肝は活動量に比べて糖質や脂質をとり過ぎていることが原因。「瞬食スープ」なら糖質と脂質を適量に抑えられるから、脂肪肝の予防・改善に役立ちます！

Soup 4

ダイエットに万能！
お湯を注ぐだけ！

“みそ玉”みそ汁

“ずぼら瞬食ダイエット”の成功者が
毎日飲んでいたのが、やっぱりみそ汁。
やせ調味料の“みそ玉”を作り置きしておけば
具材と一緒にお湯を注ぐだけで簡単みそ汁に!
時間がない朝や小腹が空いたときにおすすめです。

みその種類は自由に変えてOK！　いつものみそを八丁みそに変えても違う味わいを楽しめます。

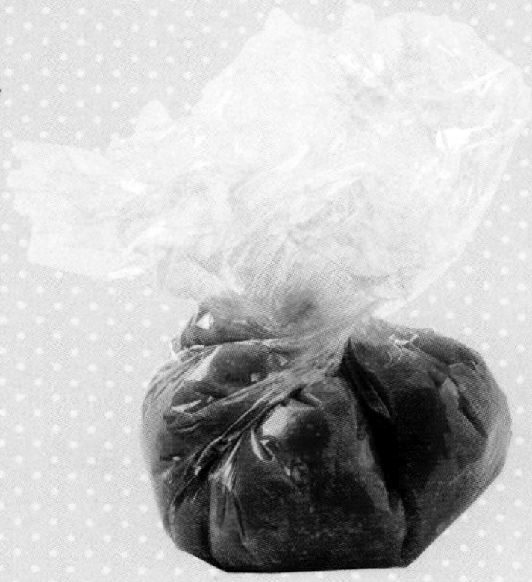

みそ玉の作り方

材料（4個分）

好みのみそ……60g
和風だしの素……大さじ1

作り方

みそと和風だしの素をしっかり混ぜ合わせる。4等分（1個15g）に分け、1個ずつラップに包む。

エネルギー	たんぱく質
33 kcal	1.8 g

※1個分

乾物と冷凍野菜で
おかずみそ汁がすぐできる!

切り干し大根と糸寒天の具だくさん汁

おすすめ時間帯	
☽	・乾物で ・冷凍野菜で ・注ぐだけ

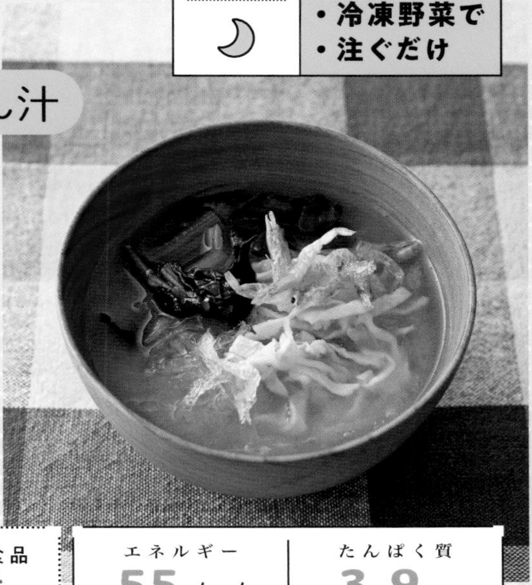

材料(1人分)

みそ玉……1個
切り干し大根、糸寒天……各3g
ほうれん草(冷凍)……20g
干し桜えび……ひとつまみ
お湯……1カップ

作り方

器にすべての材料を入れ、お湯を注ぐ。
少しおいて切り干し大根をふやかす。

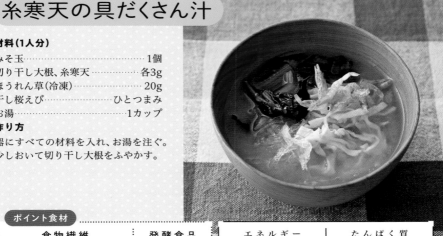

ポイント食材

食物繊維	発酵食品
切り干し大根、糸寒天	みそ

エネルギー	たんぱく質
55 kcal	3.9 g

爽やかな薬味のみょうがは
血行を促す効果あり!

わかめとみょうがのみそ汁

おすすめ時間帯	
☽	・乾物で ・注ぐだけ

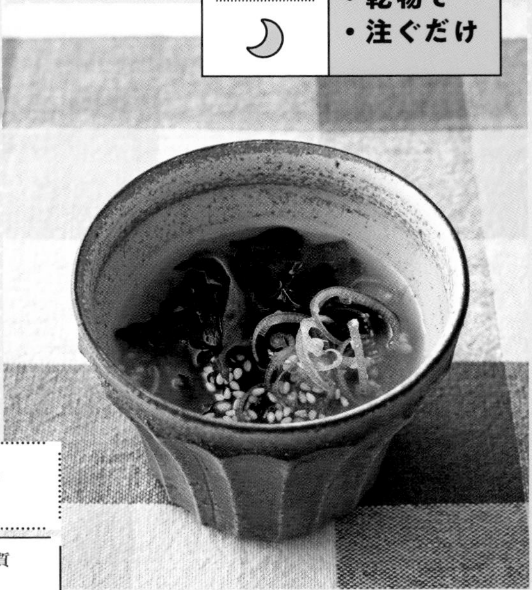

材料(1人分)

みそ玉……1個
乾燥わかめ……0.5g
みょうが(輪切り)……1/2個
いりごま……ひとつまみ
お湯……1カップ

作り方

器にすべての材料を入れ、お湯を注ぐ。

ポイント食材

ミネラル	発酵食品
わかめ	みそ

エネルギー	たんぱく質
40 kcal	2.6 g

おすすめ
時間帯

・ねばねば食材で
・注ぐだけ

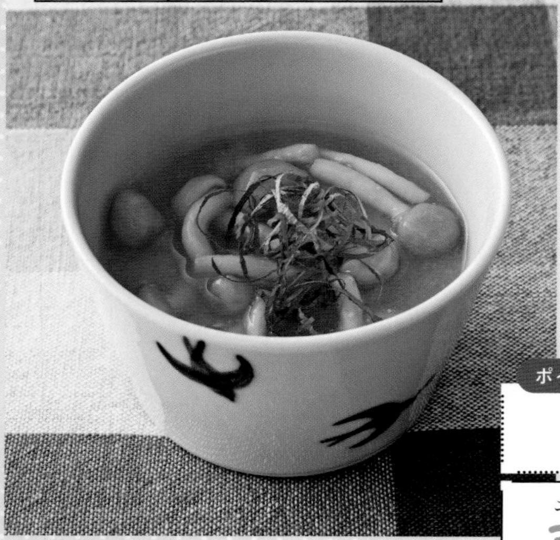

なめこのぬめり成分で
腸内環境改善&免疫力アップ

大葉なめこ汁

材料(1人分)

みその玉……1個
なめこ……1/3袋(30g)
大葉(千切り)……1枚
お湯……1カップ

作り方

器にみそ玉となめこを入れてお湯を注ぎ、大葉を添える。

ポイント食材

食物繊維	発酵食品
なめこ	みそ

エネルギー	たんぱく質
39 kcal	2.6 g

おすすめ
時間帯

・大豆づくしで
・注ぐだけ

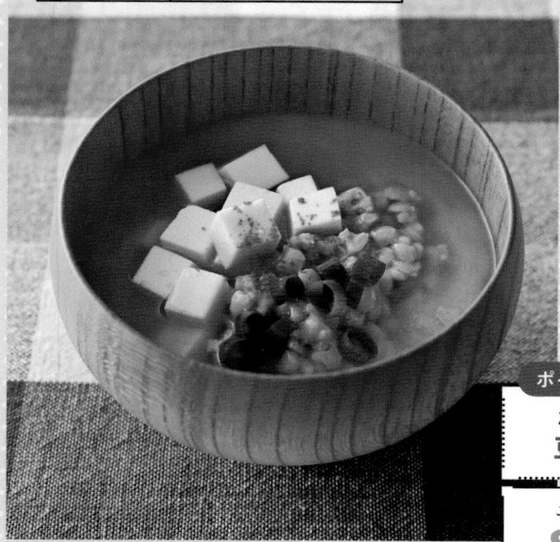

女性にうれしい大豆食品を
トリプルで組み合わせ!

ねばねば納豆汁

材料(1人分)

みそ玉……1個
ひきわり納豆……1/2パック
絹豆腐(さいの目切り)……20g
小ねぎ(小口切り)、一味唐辛子
……各適量
お湯……1カップ

作り方

器にすべての材料を入れ、お湯を注ぐ。

ポイント食材

たんぱく質	発酵食品
豆腐、納豆	納豆、みそ

エネルギー	たんぱく質
85 kcal	6.5 g

食物繊維&ミネラル豊富な
もずくには血液サラサラ効果も!

ツルツル もずくみそ汁

おすすめ時間帯

- 食物繊維で
- 注ぐだけ

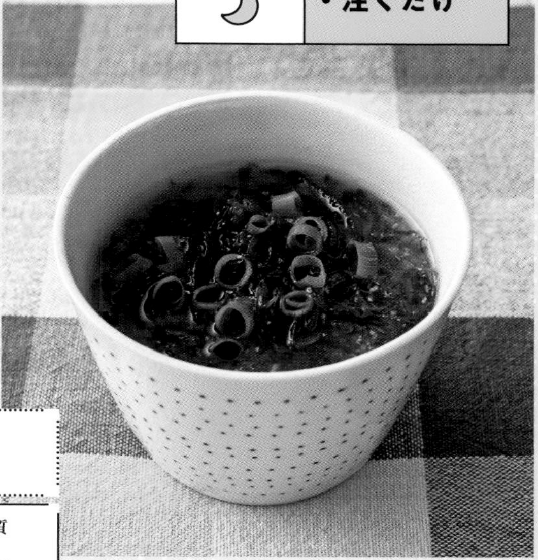

材料(1人分)

みそ玉……1個
生もずく……1パック(40g)
小ねぎ(小口切り)……適量
お湯……1カップ

作り方

器にすべての材料を入れ、お湯を注ぐ。

ポイント食材

食物繊維、ミネラル	発酵食品
もずく	**みそ**

エネルギー	たんぱく質
36 kcal	2.4 g

トマトのリコピンや
ビタミンCで美肌も目指せる!

トマトの さっぱりみそ汁

おすすめ時間帯

- 抗酸化食材で
- 注ぐだけ

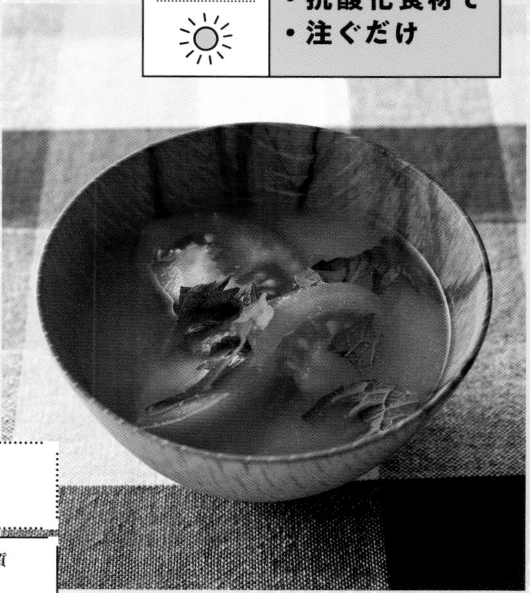

材料(1人分)

みそ玉……1個
トマト(くし切り)……1/4個
大葉(ちぎる)……1枚
お湯……1カップ

作り方

器にみそ玉とトマトを入れてお湯を注ぎ、大葉を散らす。

ポイント食材

リコピン、ビタミンC	発酵食品
トマト	**みそ**

エネルギー	たんぱく質
42 kcal	2.5 g

Soup 5

冷え改善&下半身太り解消!

血行促進スープ

基礎代謝を低下させる冷えはダイエットの大敵!
温め効果の高い食材を使ったスープで、
血流をアップさせてエネルギーを消費。
血行がよくなれば脚やせ効果もあり!

海のミルク・かきに含まれる
亜鉛や鉄で血のめぐりを改善

かきのスンドゥブチゲ

材料(2人分)

かき……70g
※かきの水煮缶を使ってもOK
絹豆腐……1/2丁
玉ねぎ……1/2個
にら……4本
A
・コチュジャン、しょうゆ……各大さじ1
・鶏ガラスープの素、はちみつ……各小さじ1
・にんにく(チューブ)……適量(お好みで)
水……2カップ

作り方

❶ 玉ねぎは薄切り、にらはざく切りにする。Aの調味料は混ぜ合わせる。
❷ 鍋に玉ねぎ、水、混ぜ合わせたAを入れてしっかり煮立たせる。
❸ 玉ねぎがしんなりしてきたら、豆腐を崩しながら入れ、かき、にらを加えて煮る。

エネルギー	たんぱく質
119 kcal	8.1 g

おすすめ時間帯

・腹持ち◎
・ミネラル食材で

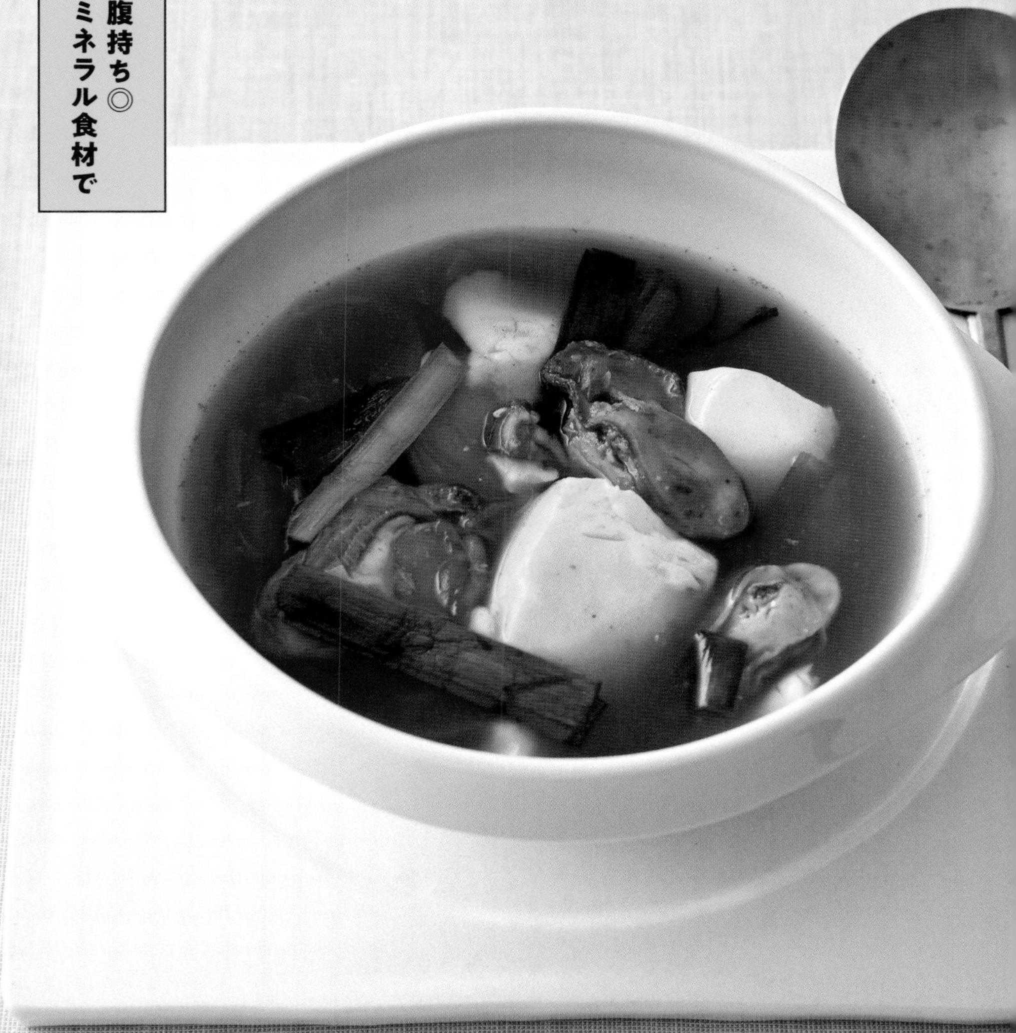

ポイント食材

鉄	たんぱく質
かき	かき、豆腐

おすすめ時間帯

・炒め煮
・トマト缶で
・腹持ち◎

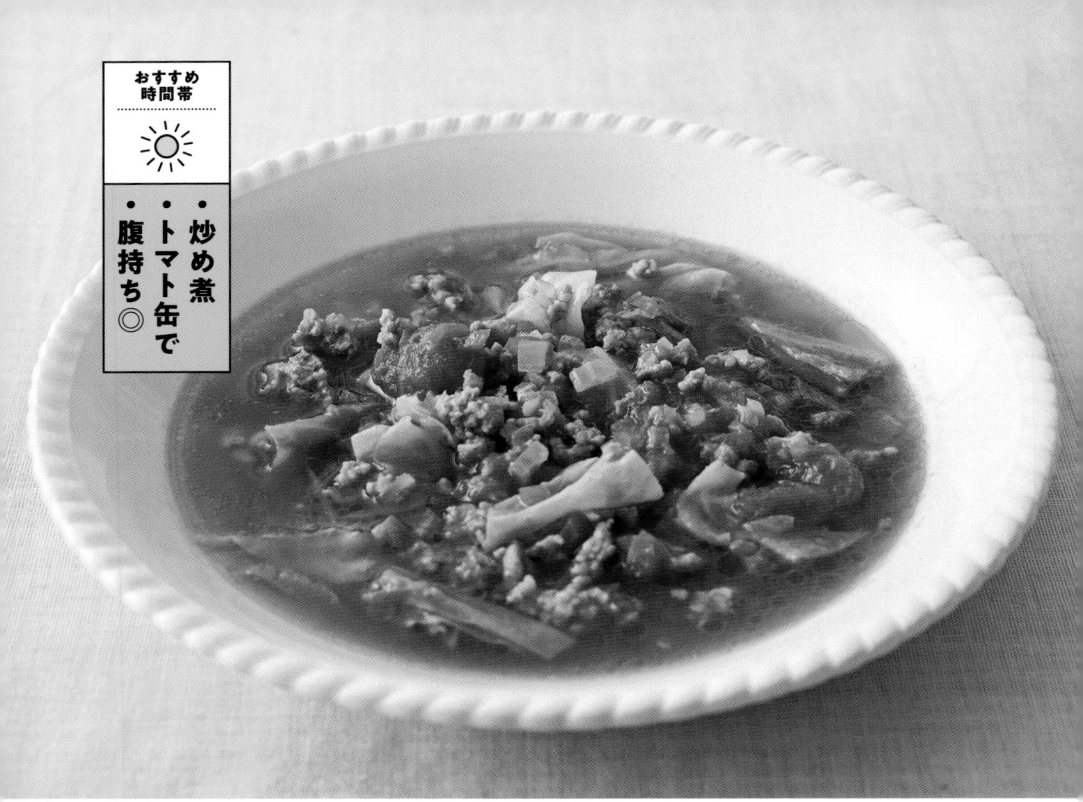

グツグツ煮込んで食べやすく
スパイスは好みの量で調整してOK

魔女スープ

材料(2人分)

豚ひき肉	200g
キャベツ	1/8個
玉ねぎ	1/4個
セロリ	1/4本
ピーマン	1個
トマト缶(ホール)	1/2缶(200g)
水	1と1/2カップ
コンソメ(顆粒)	小さじ2
カレー粉	小さじ1
こしょう	少々
米油	大さじ1

作り方

❶キャベツはひと口大に切り、玉ねぎ、セロリ、ピーマンは粗みじん切りにする。

❷鍋に米油を熱し、野菜を炒めてしんなりしたら、ひき肉を炒める。水、トマト缶(つぶしながら)、コンソメ、カレー粉を加えて煮る。

❸野菜に火が通り、グツグツするまで煮込んだら、こしょうを加えて味を調える。

ポイント食材

たんぱく質
豚肉

温め食材
カレー粉

エネルギー
316 kcal

たんぱく質
18.0 g

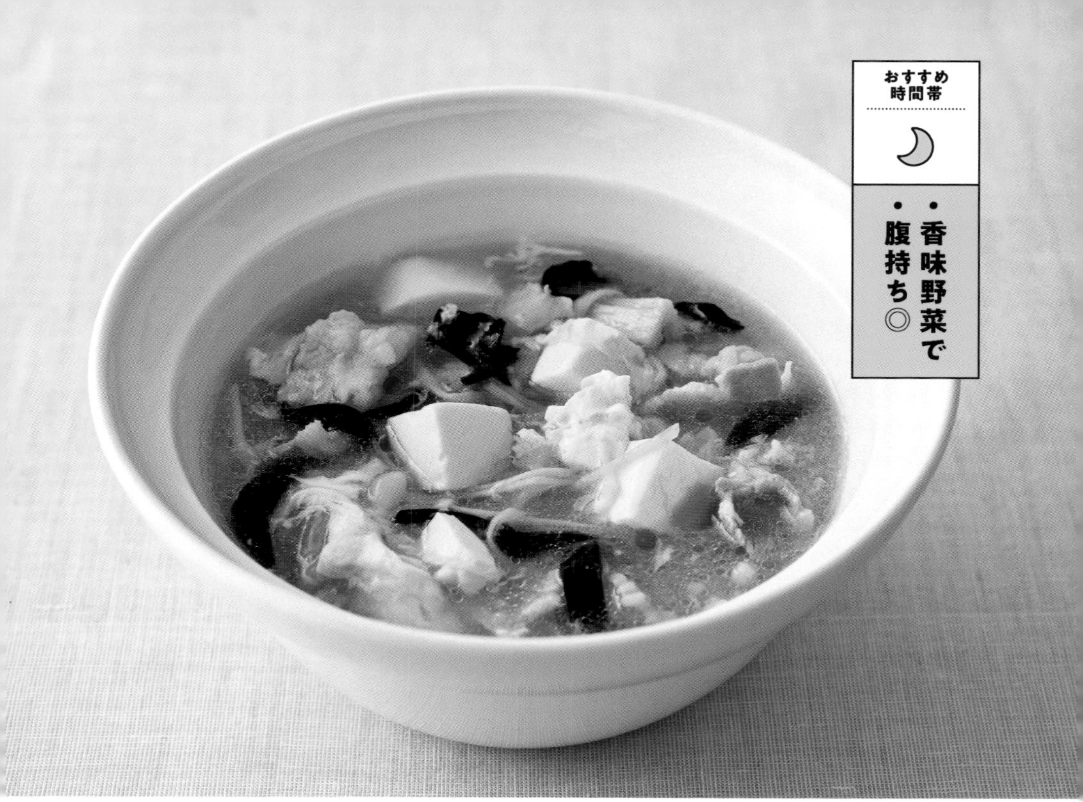

おすすめ時間帯

・香味野菜で
・腹持ち◎

しょうが＆酢を効かせて
血行改善、脂肪の代謝を促進

とろとろ酸辣湯《サンラータン》

材料（2人分）

豚バラ薄切り肉……4枚（100g）
絹豆腐……150g
きくらげ（乾燥）……2g
えのきたけ……1/4パック（25g）
しょうが……1/2片
水……2カップ
鶏ガラスープの素……小さじ1
しょうゆ、酢……各大さじ1
水溶き片栗粉
…片栗粉小さじ1＋水小さじ2
溶き卵……1個分
ラー油……適量

作り方

❶豚肉は4cm 幅、豆腐は1cm 角、えのきたけは石づきをとり長さを半分に切る。しょうがは千切りにする。きくらげは水で戻し細切りにする。

❷鍋に水を沸かし、鶏ガラスープの素、豚肉、豆腐、きくらげ、えのきたけ、しょうがを加える。ひと煮立ちさせたら、しょうゆ、酢を加える。

❸水溶き片栗粉でとろみをつけ、溶き卵を加えて火を止め、ラー油をたらす。

ポイント食材

たんぱく質
豚肉、豆腐

温め食材
しょうが、酢、ラー油

エネルギー
100 kcal

たんぱく質
14.6 g

おすすめ
時間帯

・ほっとく煮
・腹持ち◎
・香味野菜で

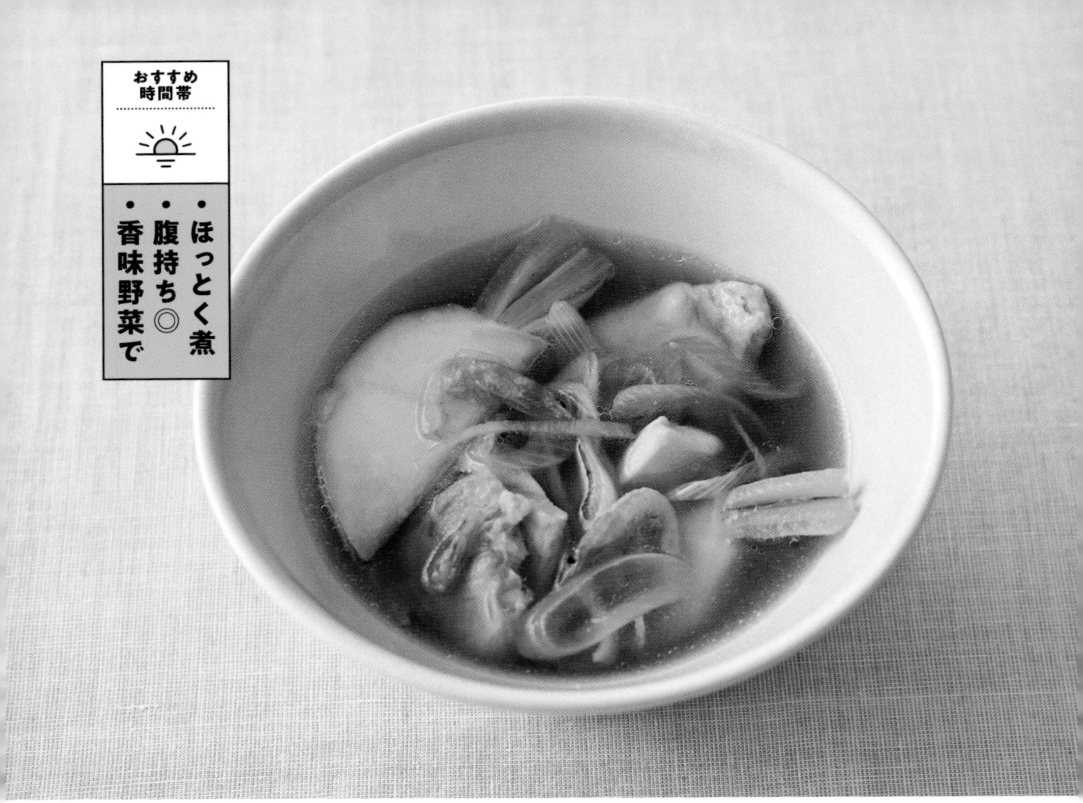

胃腸を温めるかぶで
体の内側からポカポカに

かぶのほっこりスープ

材料（2人分）

鶏もも肉…………1/3枚（100g）
かぶ……………………………1個
長ねぎ…………………………10cm
しょうが…………………………1/2片
干し桜えび……………………大さじ1
水………………………………2カップ
和風だしの素…………………小さじ1
酒、しょうゆ…………各大さじ1

作り方

❶鶏肉はひと口大、かぶはくし切り、しょうがは千切り、長ねぎは斜め薄切りにする。

❷鍋に水、和風だしの素を入れて沸かし、鶏肉、しょうがを加える。

❸かぶ、長ねぎ、干し桜えびを加えてひと煮立ちさせ、酒、しょうゆを加える。

ポイント食材

たんぱく質
鶏肉

温め食材
かぶ、しょうが、長ねぎ

エネルギー
98 kcal

たんぱく質
9.9 g

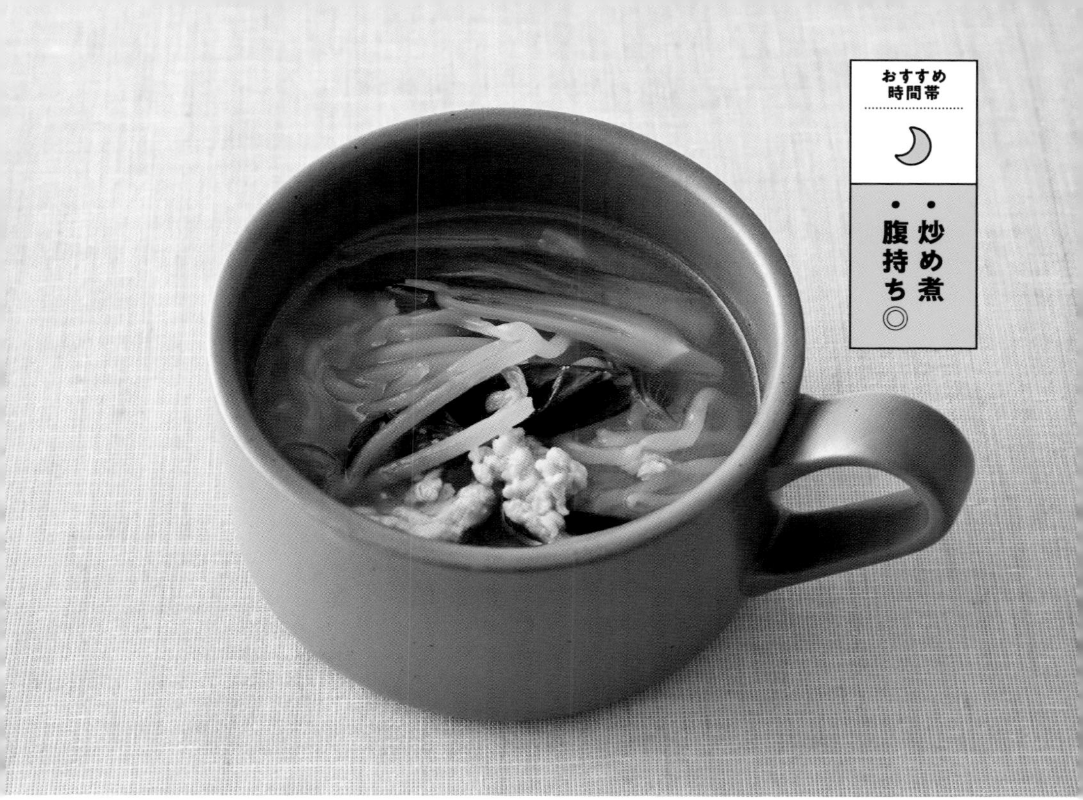

おすすめ時間帯

・炒め煮
・腹持ち◎

鉄が含まれる青梗菜をイン
鶏肉&しらたきで腹持ち抜群

肉みその青梗菜《チンゲンサイ》スープ

材料(2人分)

鶏ひき肉……70g
しらたき……1/2袋(100g)
青梗菜……1株
もやし……1/4袋(50g)
ごま油……少々
しょうが、にんにく(チューブ)……各1cm

A
・みそ、酒……各大さじ1
・ラー油、豆板醤各小さじ1/2
・塩、こしょう……各少々

水……2カップ
鶏ガラスープの素……小さじ1

作り方

❶しらたきは食べやすい大きさに切り、電子レンジ(600W)で2分加熱する。青梗菜は食べやすい大きさに切る。

❷鍋にごま油を熱し、しょうが、にんにく、鶏ひき肉を入れて炒める。鶏肉に火が通ったら、青梗菜、もやしを加えて炒め合わせる。

❸❷にA、水、鶏ガラスープの素、しらたきを加えて煮る。

ポイント食材

たんぱく質
鶏肉

鉄
青梗菜

温め食材
しょうが、
ラー油、豆板醤

エネルギー
120 kcal

たんぱく質
7.0 g

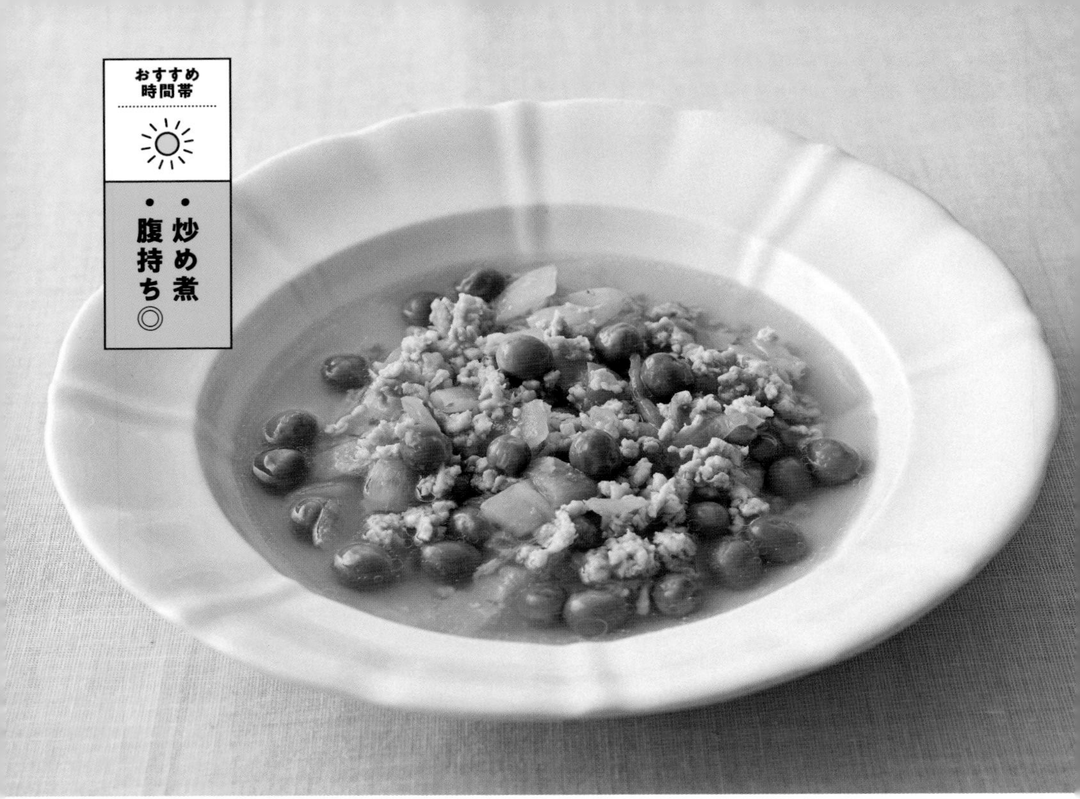

おすすめ
時間帯

・炒め煮
・腹持ち◎

豆類は鉄が豊富
スープなら栄養が丸ごととれる!

グリーンピーススープ

材料(2人分)

鶏ひき肉……………………150g
グリーンピース…130g(正味65g)
※冷凍や缶詰を使ってもOK
玉ねぎ……………………1/2個
水………………………2カップ
コンソメ(顆粒)………小さじ1
オリーブオイル………大さじ1
塩…………………………小さじ1/4

作り方

❶グリーンピースはさやから取り出し、玉ねぎは1cm角に切る。
❷鍋にオリーブオイルを熱し、玉ねぎに塩をふりしんなりするまで炒める。
❸ひき肉を加えて炒め、色が変わったら水、コンソメを加える。
❹グリーンピースを加えてひと煮立ちさせる。

ポイント食材

たんぱく質
鶏肉

鉄
グリーンピース

エネルギー
234 kcal

たんぱく質
13.1 g

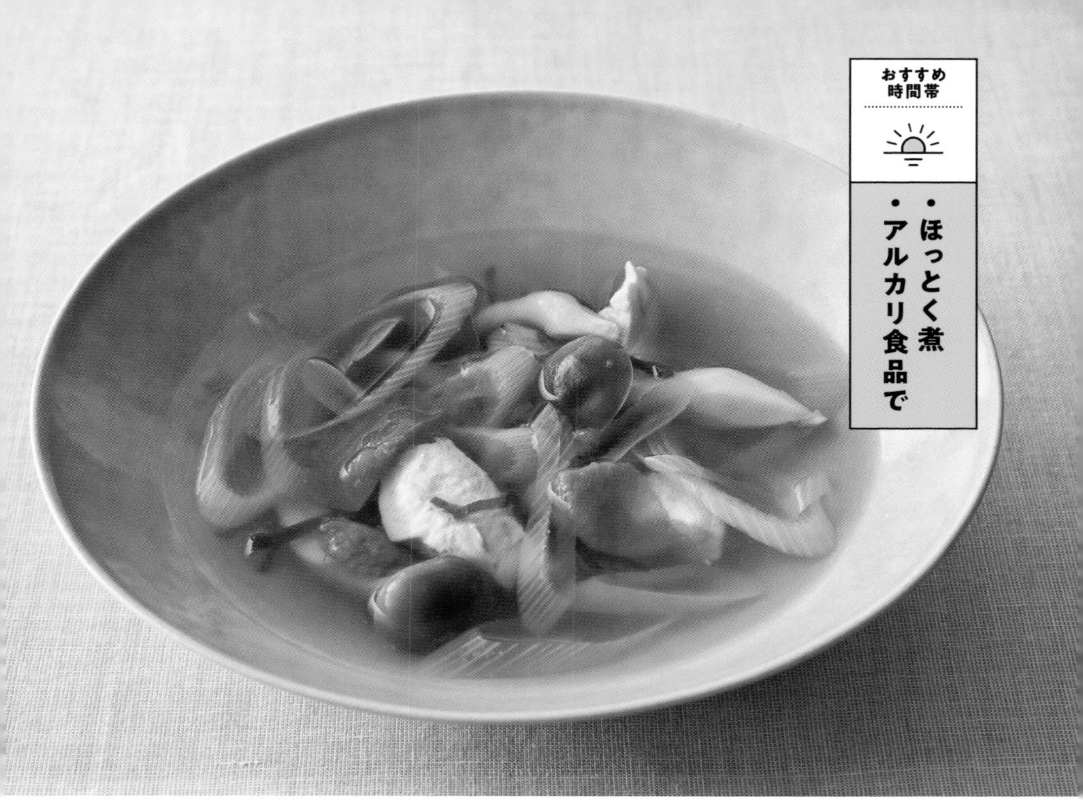

おすすめ時間帯

・ほっとく煮
・アルカリ食品で

アルカリ性の梅干しで血のめぐり改善
ヘルシーなささみで筋力アップも

梅昆布スープ

ポイント食材

たんぱく質
鶏ささみ

温め食材
梅干し、長ねぎ

材料(2人分)

鶏ささみ	2本(100g)
しめじ	1/4パック
長ねぎ	10cm
梅干し	2個
塩昆布	3g
水	2カップ
和風だしの素	小さじ1
酒	大さじ1
塩	ひとつまみ

作り方

❶鶏ささみはひと口大に切り、しめじは石づきをとり小房に分ける。長ねぎは斜め薄切りにする。

❷鍋に水、和風だしの素、塩昆布、ちぎった梅干しを入れて沸かす。ささみ、しめじ、長ねぎを加え、酒、塩を加えて味を調える。

エネルギー
77 kcal

たんぱく質
11.0 g

おすすめ時間帯

・炒め煮
・香味野菜で

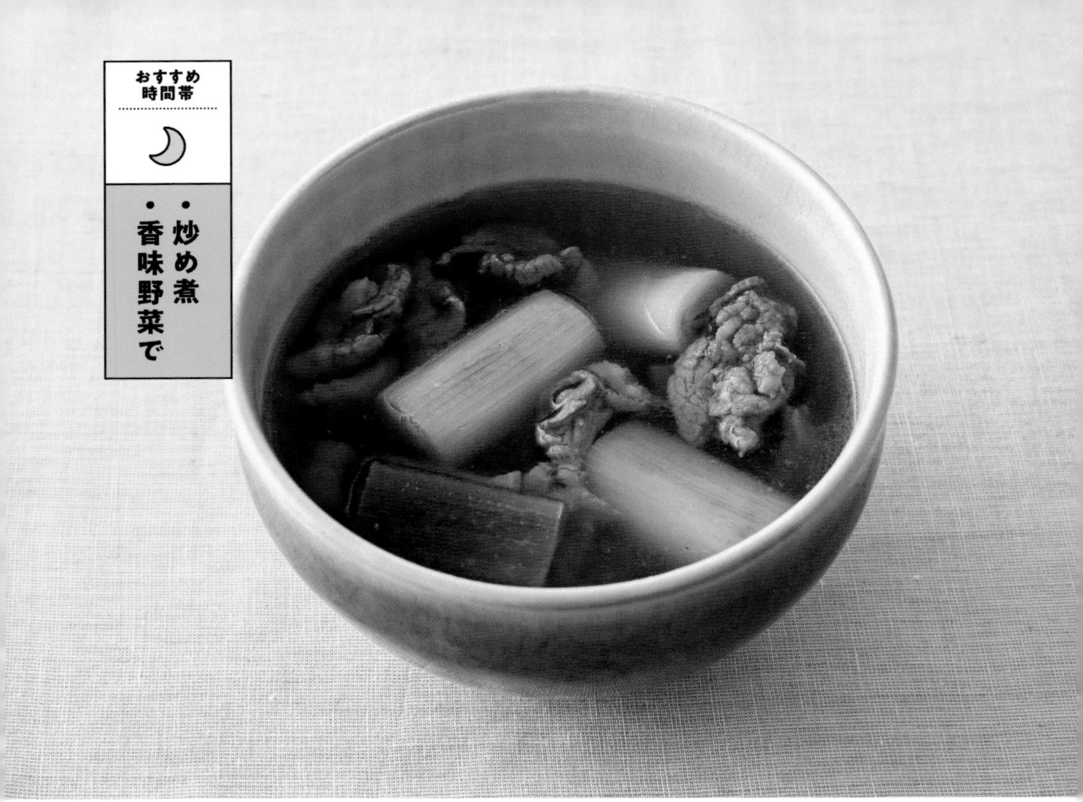

長ねぎの香り成分、アリシンで
血行促進！　風邪予防にも効く

焼きねぎのスープ

材料（2人分）

長ねぎ……………………………1本
牛こま切れ肉…………………80g
しょうが…………………………1片
水……………………………2カップ
和風だしの素…………小さじ1
しょうゆ……………………小さじ2
塩、こしょう………………各少々
ごま油…………………大さじ1/2

作り方

❶長ねぎはぶつ切りにする。しょうがはすりおろす。
❷鍋にごま油を熱して長ねぎを焼く。焼き色がついたら牛肉を加えて色が変わるまで炒める。
❸水、和風だしの素を入れ、沸いたらしょうゆ、しょうがを加え、塩、こしょうで味を調える。

ポイント食材

たんぱく質
牛肉

温め食材
長ねぎ、しょうが

エネルギー
185 kcal

たんぱく質
6.8 g

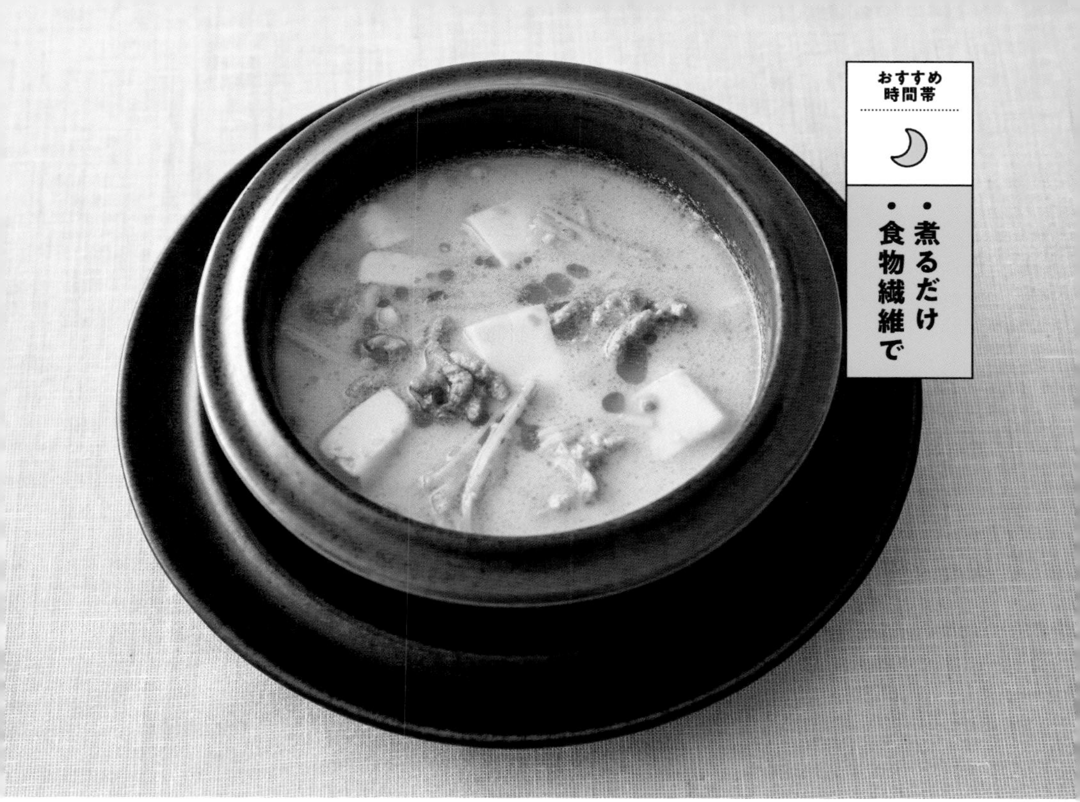

おすすめ時間帯

・煮るだけ
・食物繊維で

ごまには血行促進&血管の老化防止、
悪玉コレステロールを減らす働きが

ごま坦々スープ

材料(2人分)

豚ひき肉……100g
絹豆腐……1/2丁
えのきたけ…1/4パック(50g)
水……1カップ
鶏ガラスープの素……小さじ1
A
・しょうゆ、みりん、ねりごま、豆板醬、みそ……各小さじ1
・しょうが、にんにく(チューブ)……各1cm
・すりごま……大さじ2
豆乳(無調整)……1カップ
ラー油……適量

作り方

❶ 豆腐は1cm角、えのきたけは石づきをとり小房に分ける。
❷ 鍋に水と鶏ガラスープの素を加えて沸かし、豚肉、豆腐、えのきたけ、Aを加える。
❸ 豆乳を加えて温め、器に盛ってラー油をかける。

ポイント食材

たんぱく質
豚肉、豆腐、豆乳

温め食材
ごま、ラー油

エネルギー 301 kcal
たんぱく質 18.8 g

COLUMN 4

朝・昼・晩のセレクトで効果増大!

時間帯別「瞬食スープ」に入れたい栄養素

たんぱく質を含めて、朝・昼・晩の3食しっかり食べるのが「瞬食ダイエット」の基本のルール。
汁ものである「瞬食スープ」はおかず代わりに、あるいはごはん代わりにしっかり食べて。
より効率的に脂肪を落とすために、朝・昼・晩別に意識したい栄養素を押さえておきましょう。
今回レシピを紹介しているスープにはおすすめ時間帯のアイコンをつけていますので、
ぜひチェックしてみてくださいね。

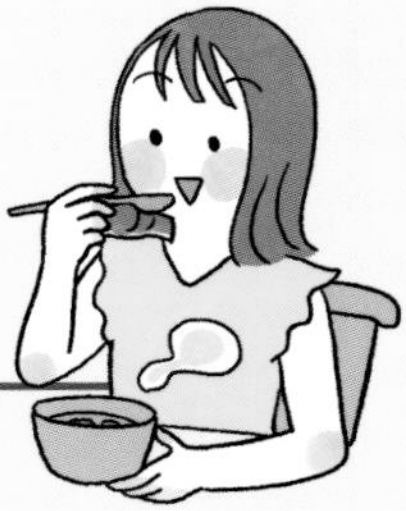

朝 とりたいスープ

たんぱく質、糖質（炭水化物）のスープ

朝は体温を上げて代謝をアップし、体内時計をリセットするためにも、温かいスープを飲むのがベスト。たんぱく質は筋肉をはじめ、健康な肌や髪、血液などの材料になりますが、体にためておける量が少ないのが難点。夜にしっかり食べていても朝には切れていて、筋肉の分解が始まってしまいます。朝から肉や魚は苦手だという人でも、納豆や卵などでとり入れるようにしましょう。炭水化物については、糖質のとり過ぎは避けたいものの完全な糖質制限は×。朝食では特に、1日を元気に過ごすためのエネルギー源としてとるべきです。玄米やもち麦、オートミールなど良質な炭水化物をとるようにしましょう。

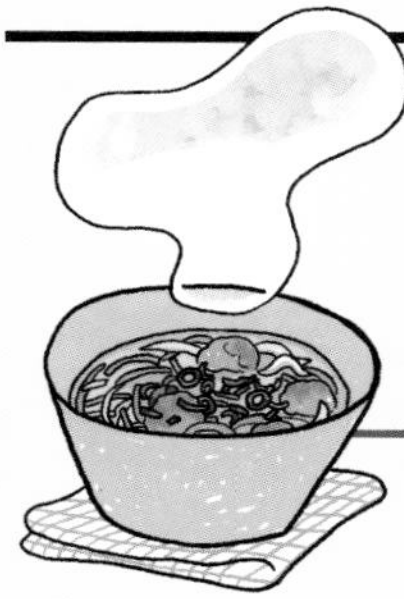

昼 とりたいスープ

たんぱく質、ビタミンのスープ

パスタ・うどん・ラーメンといった単品ものが増えがちなお昼ごはん。これを続けてしまうと太る一方なので、具材多めの「瞬食スープ」に切り替えましょう！　朝と同様にたんぱく質を補給しながら、野菜をしっかりとるのが理想的です。野菜のビタミンは代謝をスムーズに進める効果があるので、ここで代謝アップができるかどうかがダイエットの成功を左右しますよ！　午後からのエネルギーも必要なので、炭水化物を足してもOK。スープジャーでリゾットや雑炊にしたり、別途こぶし1個分のごはんをプラスしましょう。

夜 とりたいスープ

たんぱく質、食物繊維、ミネラルのスープ

夕食は1日の最後の食事になるので、まずは朝食と昼食でとれなかった栄養素を補うようにしましょう。スープなら簡単に食材をプラスできますね。睡眠中に分泌される成長ホルモンは脂肪燃焼を促進するため、しっかり分泌されるようにたんぱく質を含めてバランスよくとるといいですよ。低カロリーで体に負担をかけにくい、食物繊維やミネラルが豊富なきのこ類や海藻も、この時間帯にとるのがおすすめです。食べ過ぎは消化や代謝に負担をかけてしまい、脂肪燃焼と睡眠の妨げになるリスクがあるので、腹八分目までにし、寝る2時間前に食事を終えておくようにしましょう。

Soup 6

抗酸化でキレイにやせる!

エイジングケアスープ

**抗酸化力の高い食材や大豆食品を
とり入れたスープは、免疫力アップや
美肌効果、更年期対策にもおすすめ。
体のサビをとって細胞から若返りましょう!**

美肌&老化を防ぐ効果がある
にんじん、スプラウトをたっぷりと

おろしにんじんスープ

材料(2人分)

にんじん……………………1/2本
溶き卵……………………1個分
ブロッコリースプラウト
……………1/2パック(10g)
絹豆腐……………………1/2丁
水……………………2カップ
鶏ガラスープの素…………小さじ1
塩、こしょう………………少々

作り方

❶にんじんは皮をむいてすりおろす。スプラウトは半分に切る。豆腐は1㎝角に切る。

❷鍋に水、鶏ガラスープの素を入れ火にかけ、煮立ったら❶を入れる。再び煮立たせ、溶き卵を回し入れ、ふんわりかたまったら、塩、こしょうで味を調える。

エネルギー	たんぱく質
97 kcal	7.5 g

おすすめ時間帯

・簡単味つけ
・抗酸化食材で

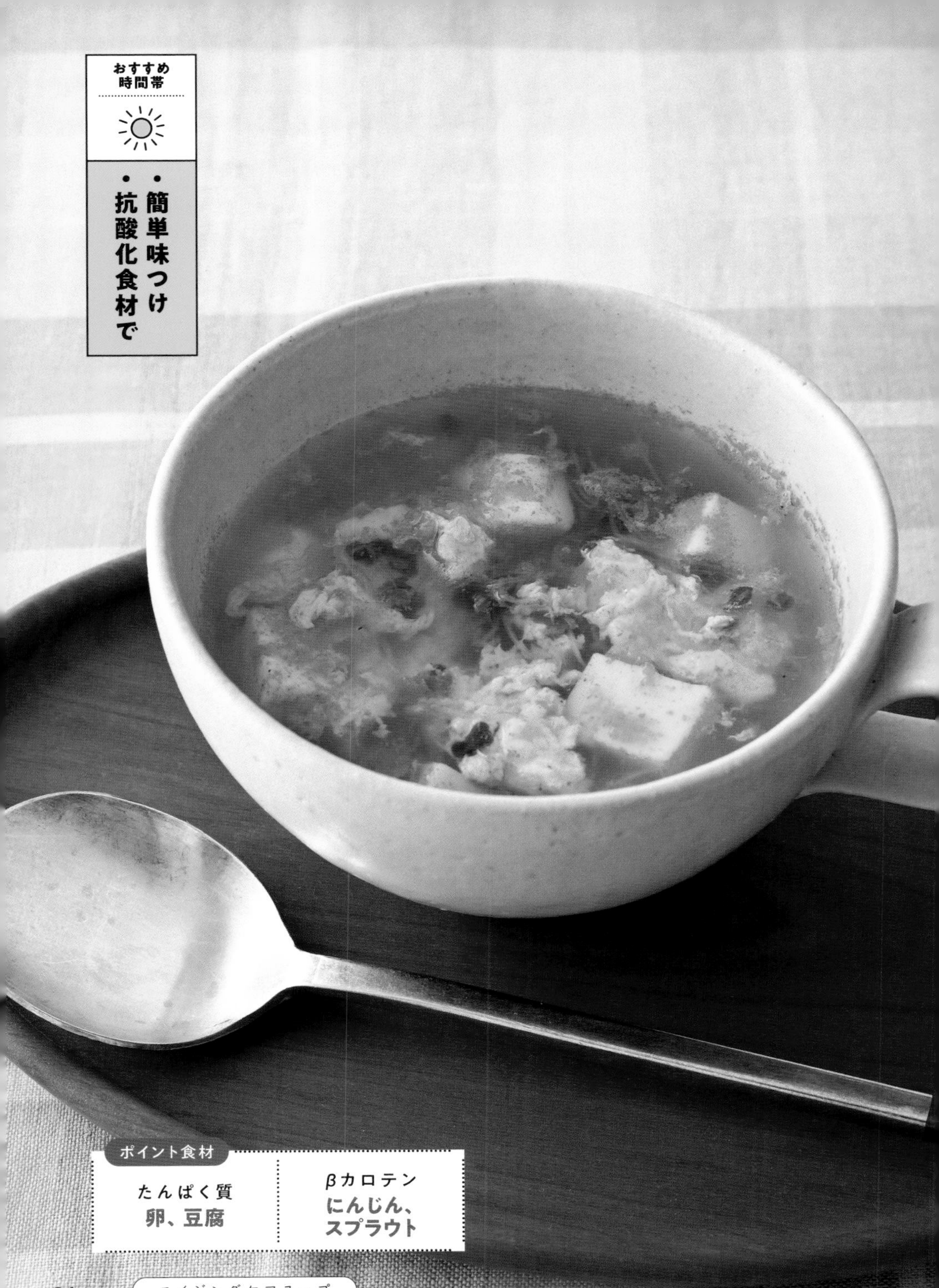

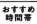

ポイント食材

たんぱく質
卵、豆腐

βカロテン
にんじん、スプラウト

おすすめ時間帯

・炒め煮
・さけ缶で
・腹持ち◎

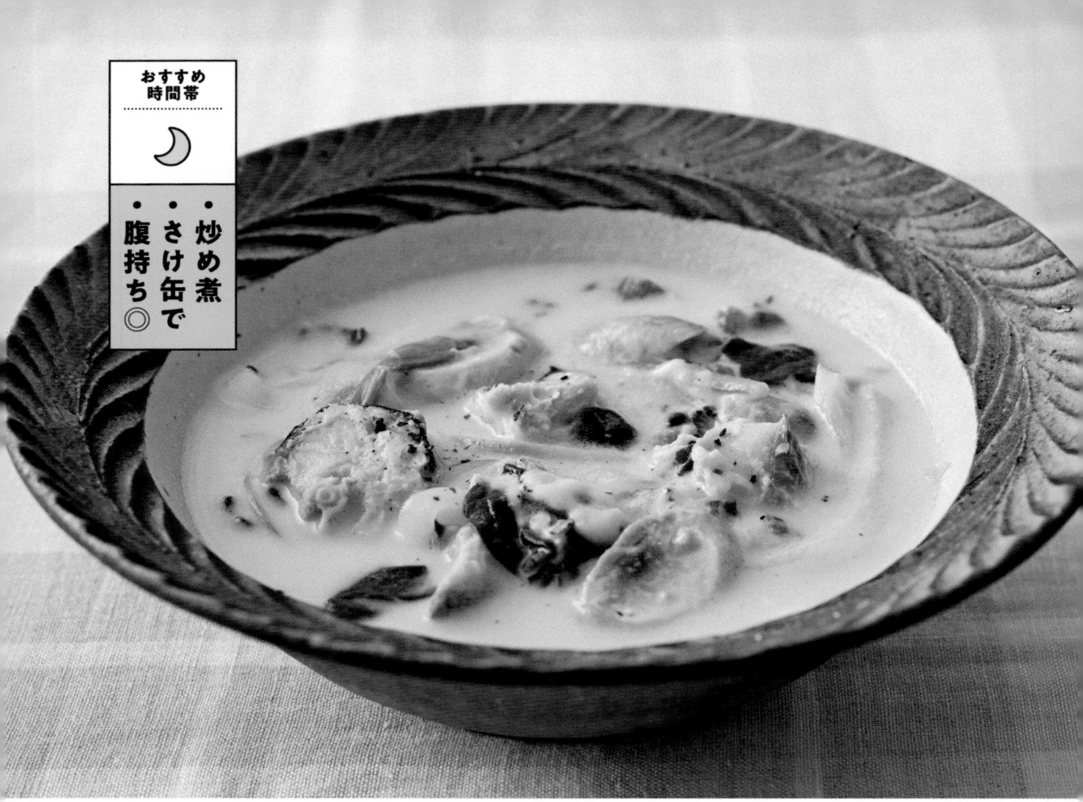

さけの抗酸化作用で
老化防止＆免疫力アップに期待

さけのこっくりチーズスープ

ポイント食材

アスタキサンチン
さけ

大豆食品
豆乳

エネルギー **237** kcal

たんぱく質 **23.5** g

材料（2人分）

さけ缶（水煮）…………1缶（150g）
ほうれん草（冷凍）……………50g
玉ねぎ………………………1/4個
マッシュルーム………………2個
オリーブオイル…………小さじ1
ピザ用チーズ…………………30g
水、豆乳（無調整）……各1カップ
コンソメ（顆粒）…………小さじ1
塩……………………ひとつまみ
粗挽き黒こしょう……………少々

作り方

❶ 玉ねぎ、マッシュルームは好みの大きさに切る。
❷ 鍋にオリーブオイルを熱し、玉ねぎを入れてしんなりするまで炒めたら、マッシュルームを加えてさっと炒める。
❸ さけ、ほうれん草、水、豆乳、コンソメ、塩を加えて混ぜ、煮立ったらふたをして5分ほど煮る。
❹ ピザ用チーズを加えてふたをし、チーズが溶けたら器に盛り、粗挽き黒こしょうをふる。

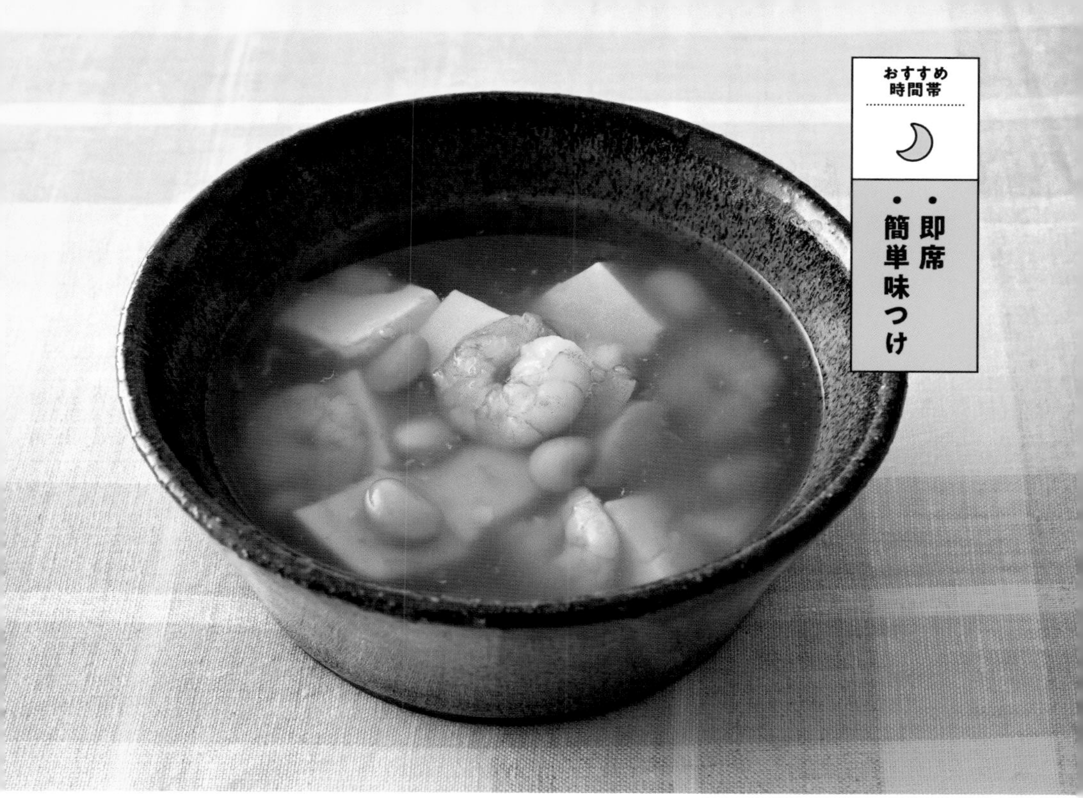

おすすめ時間帯

・即席
・簡単味つけ

枝豆はビタミンとたんぱく質が豊富
低カロリーで筋肉と美肌を作れる!

枝豆とえびのしょうがスープ

材料(2人分)

枝豆	正味50g
むきえび	50g
絹豆腐	1/2丁
しょうが	1片
水	2カップ
和風だしの素	小さじ1
しょうゆ	大さじ1と1/2
酒	大さじ1
水溶き片栗粉	…片栗粉小さじ1+水小さじ2

作り方

❶ 枝豆はさやから出す。豆腐はひと口大に切る。しょうがはすりおろす。

❷ 鍋に水、和風だしの素を入れて沸かし、枝豆、豆腐、えび、しょうがを入れる。沸いたらしょうゆ、酒を加える。

❸ 水溶き片栗粉を加えてとろみをつける。

ポイント食材

たんぱく質
えび、豆腐

ビタミン類
枝豆

エネルギー
124 kcal

たんぱく質
12.0 g

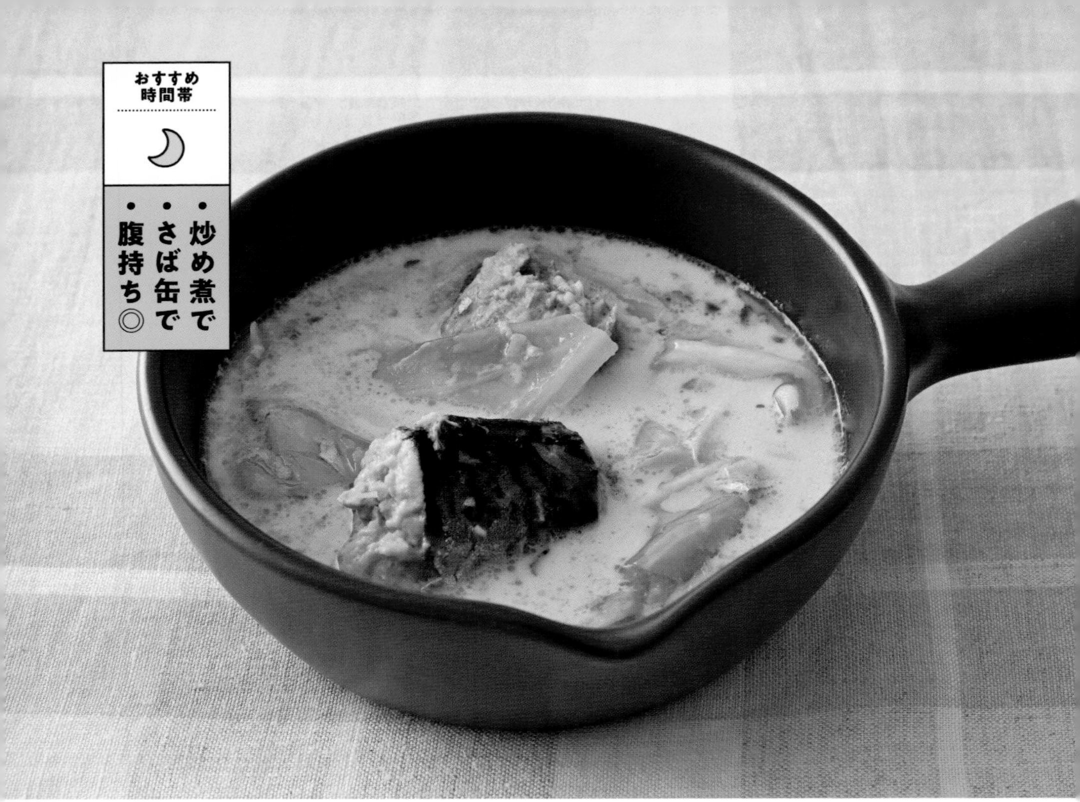

おすすめ時間帯

☾

・炒め煮で
・さば缶で
・腹持ち◎

抗酸化で体のサビ化を抑えるキャベツと
たんぱく質、大豆食品のコラボ

さばのまろやか豆乳みそ汁

ポイント食材

大豆食品
みそ、豆乳

ビタミン類
キャベツ

たんぱく質
さば

材料(2人分)

さば缶(水煮・汁ごと)……1缶(190g)
キャベツ……1枚(60g)
ごま油……小さじ2
にんにく(みじん切り)、しょうが(みじん切り)……各5g
水……1/2カップ
豆乳(無調整)……1と1/2カップ
しょうゆ……小さじ1
みそ……大さじ1

作り方

❶ キャベツはひと口大に切る。
❷ 鍋にごま油、にんにく、しょうがを入れて弱火で熱し、香りが出るまで炒める。キャベツ、さば缶(汁ごと)、水、豆乳、しょうゆを加えて、さばをざっくりほぐしながら中火で3分ほど煮る。
❸ 火を止めて、みそを溶き入れる。

エネルギー
294 kcal

たんぱく質
22.4 g

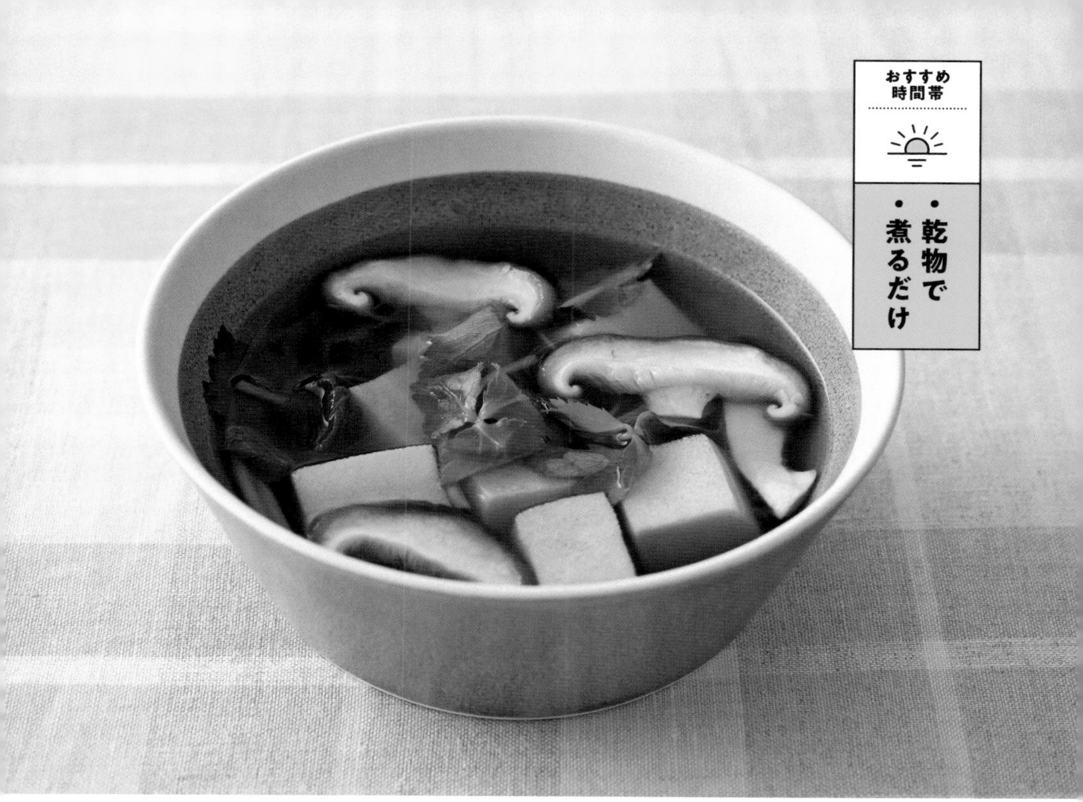

おすすめ時間帯

乾物で煮るだけ

たんぱく質＆イソフラボン豊富な
高野豆腐をスープに

高野豆腐のすまし汁

ポイント食材

大豆食品
高野豆腐

βカロテン
三つ葉

材料（2人分）

高野豆腐	1枚（16g）
しいたけ	2個
三つ葉	1株
水	2カップ
和風だしの素	小さじ1
しょうゆ	小さじ2
みりん	大さじ1

作り方

❶ 高野豆腐は水（分量外）で戻したら水気を切って1cm角に切る。しいたけは石づきをとり薄切りにする。三つ葉は2cm幅に切る。

❷ 鍋に水、和風だしの素を入れて沸かし、高野豆腐、しいたけ、しょうゆ、みりんを加えてひと煮立ちさせ、三つ葉を加える。

エネルギー
73 kcal

たんぱく質
5.1 g

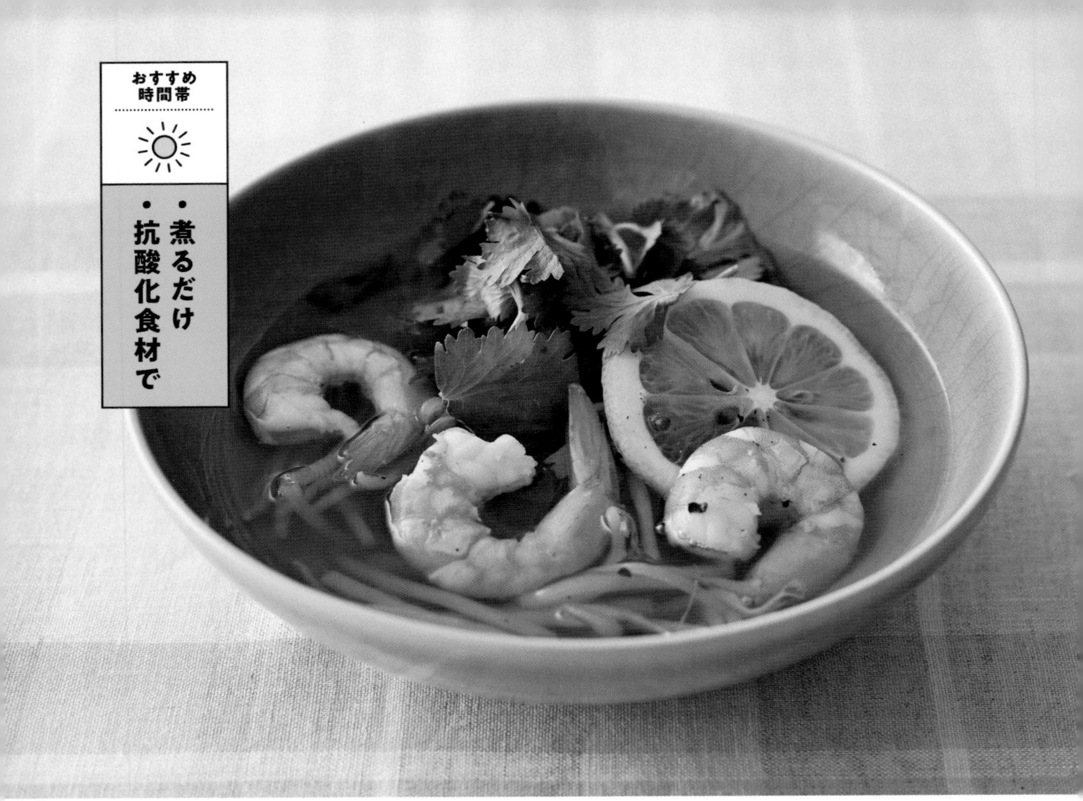

おすすめ時間帯

・煮るだけ
・抗酸化食材で

アンチエイジング&抗酸化作用の高い
レモンとパクチーを添えて

えびともやしの アジアンスープ

ポイント食材

ビタミンC
レモン、パクチー

たんぱく質
えび

材料(2人分)

えび……6尾
もやし……1/2袋(100g)
パクチー……1株
レモン(輪切り)……2切れ
水……2カップ
ナンプラー、鶏ガラスープの素……各小さじ1
粗挽き黒こしょう……少々

作り方

❶えびは殻をむき、背わたをとる。パクチーは2cm幅に切る。
❷鍋に水と鶏ガラスープの素を入れて沸かし、もやしとえびを加える。
❸えびの色が変わったら、ナンプラーを加える。
❹器に盛り、パクチーとレモンを添え、粗挽き黒こしょうをふる。

エネルギー
50 kcal

たんぱく質
7.6 g

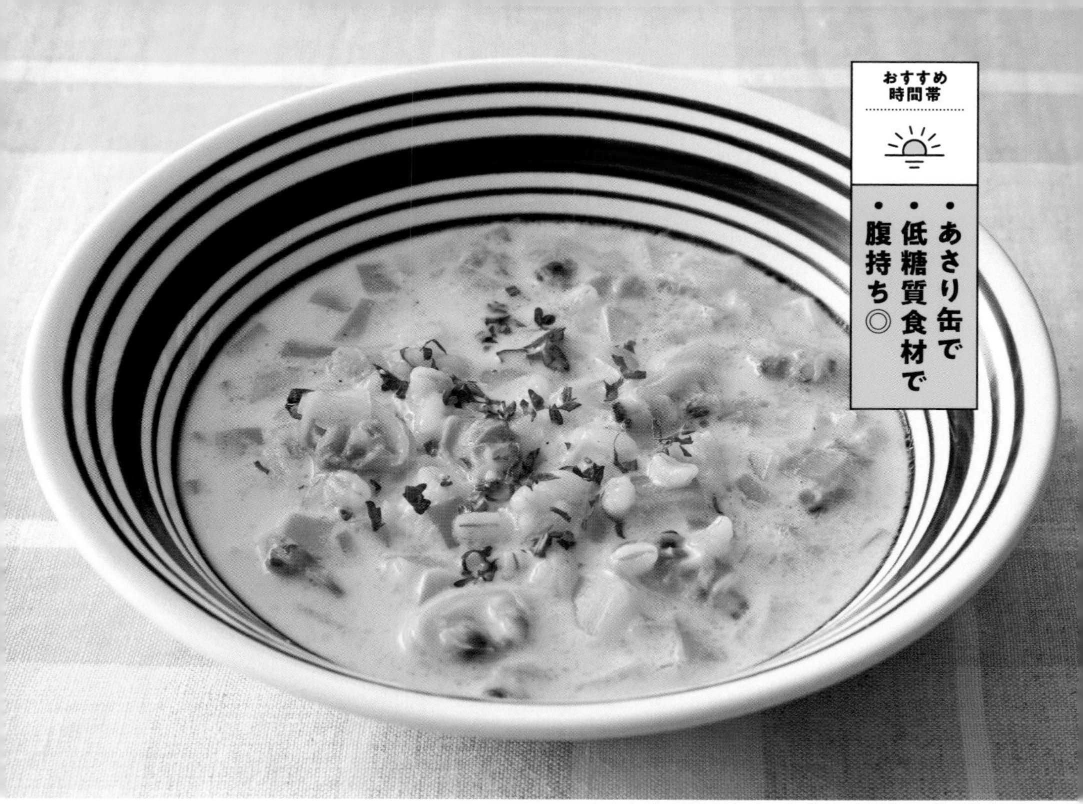

おすすめ時間帯

・あさり缶で
・低糖質食材で
・腹持ち◎

あさりは細胞の代謝を促す亜鉛が豊富
もち麦にエキスを吸わせたひと皿

もち麦チャウダーリゾット

材料（2人分）

あさり缶（水煮）	1缶（100g）
もち麦ごはん	100g
にんじん	1/3本
玉ねぎ	1/4個
オリーブオイル	小さじ1
水、豆乳（無調整）	各1と1/4カップ
コンソメ（顆粒）	小さじ2
塩	小さじ1/2
こしょう	少々
パセリ（みじん切り）	お好みで

作り方

❶にんじん、玉ねぎは7〜8mm角に切る。

❷鍋にオリーブオイルを熱し、玉ねぎ、にんじんを入れて炒め、ツヤが出たら水を入れる。煮立ったらもち麦ごはんを入れてひと煮立ちさせる。

❸あさり、豆乳、コンソメを加えて温めたら、塩、こしょうで味を調える。

❹器に盛り、パセリを散らす。

ポイント食材

亜鉛
あさり

大豆食品
豆乳

エネルギー
220 kcal

たんぱく質
13.7 g

おすすめ時間帯

・炒め煮で
・冷凍野菜で

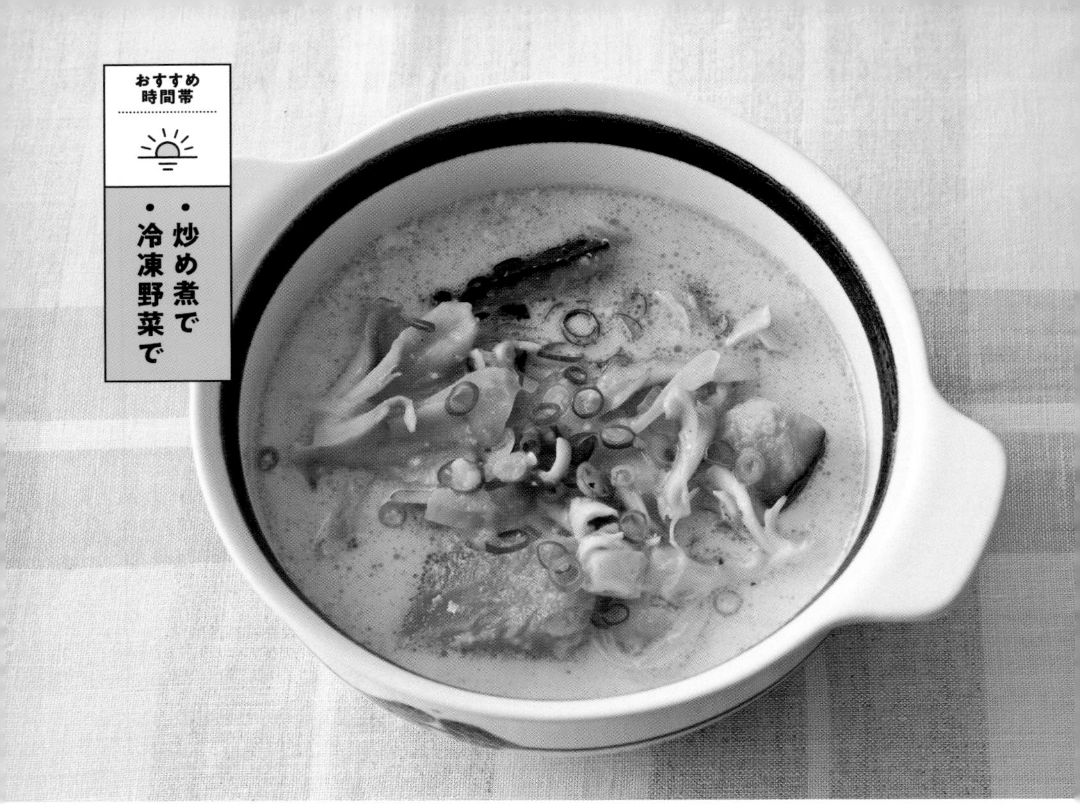

ビタミンの力で老化ストップ！
朝のエネルギー源としてもおすすめ

きのことかぼちゃの豆乳みそ汁

材料（2人分）

かぼちゃ（冷凍）……………200g
玉ねぎ……………………………1/2個
まいたけ……… 1パック（100g）
水、豆乳（無調整）…… 各1カップ
和風だしの素………… 小さじ1/3
みそ、オリーブオイル
…………………………各大さじ1
小ねぎ（小口切り）…………… 適量

作り方

❶玉ねぎは薄切りにする。まいたけ（好みのきのこでも）は小房に分ける。

❷鍋にオイルを熱し、玉ねぎがしんなりするまで炒めたら、まいたけを加えて炒める。

❸かぼちゃと水を加え、沸騰してかぼちゃに火が通ったら豆乳、和風だしの素、みそを加えて少し煮つめる。

❹器に盛り、小ねぎを散らす。

ポイント食材

ビタミンE、
βカロテン
かぼちゃ

大豆食品
豆乳、みそ

エネルギー
226 kcal

たんぱく質
6.6 g

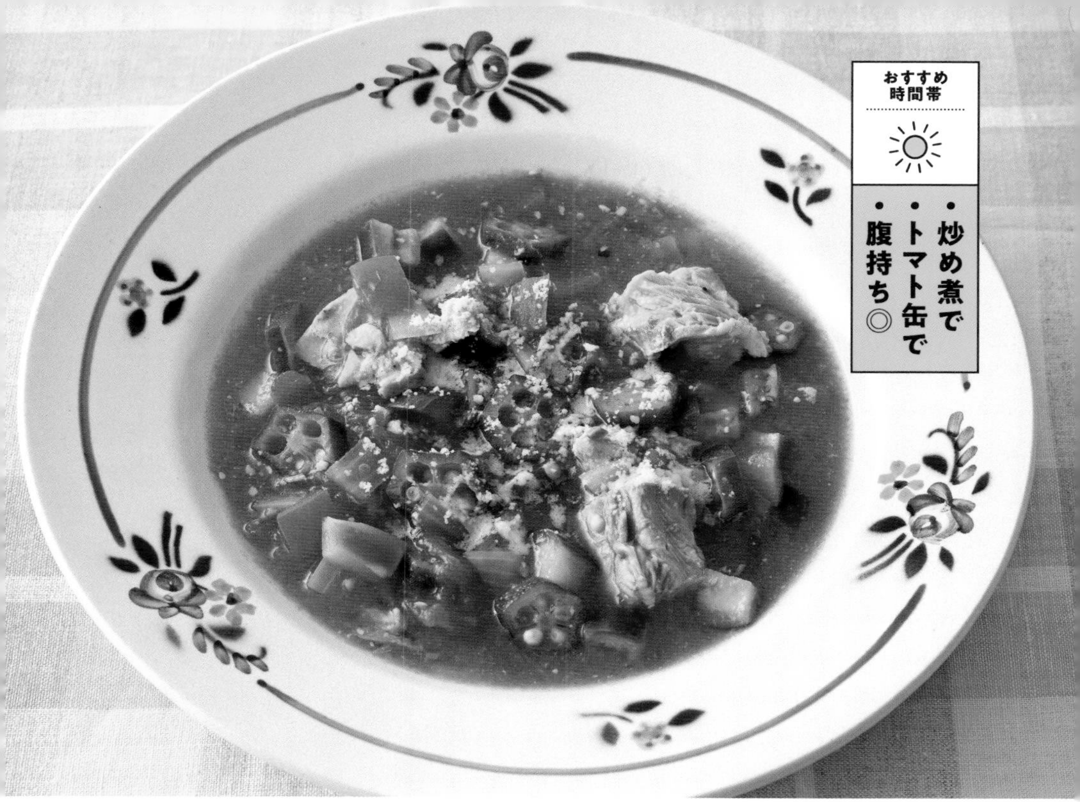

おすすめ
時間帯

・炒め煮で
・トマト缶で
・腹持ち◎

緑黄色野菜とさけの抗酸化力で
細胞の老化を遅らせる!

さけとオクラのミネストローネ

材料(2人分)

さけ缶(水煮)………1缶(150g)
オクラ(冷凍)………50g
パプリカ、玉ねぎ………各1/4個
なす………1/2本
トマト缶(ホール)
………1/2缶(200g)
みそ………大さじ1
水………1と1/2カップ
オリーブオイル………大さじ1/2

作り方

❶玉ねぎ、パプリカ、なすは1cm角に切る。
❷鍋にオリーブオイルを熱し、❶を炒める。水、オクラ、さけ缶、トマト缶をつぶしながら入れて煮込んだら、みそを溶き入れる。

ポイント食材

アスタキサンチン
さけ

ビタミンC
トマト、パプリカ、オクラ

エネルギー
207 kcal

たんぱく質
16.2 g

おすすめ時間帯

・即席
・簡単味つけ

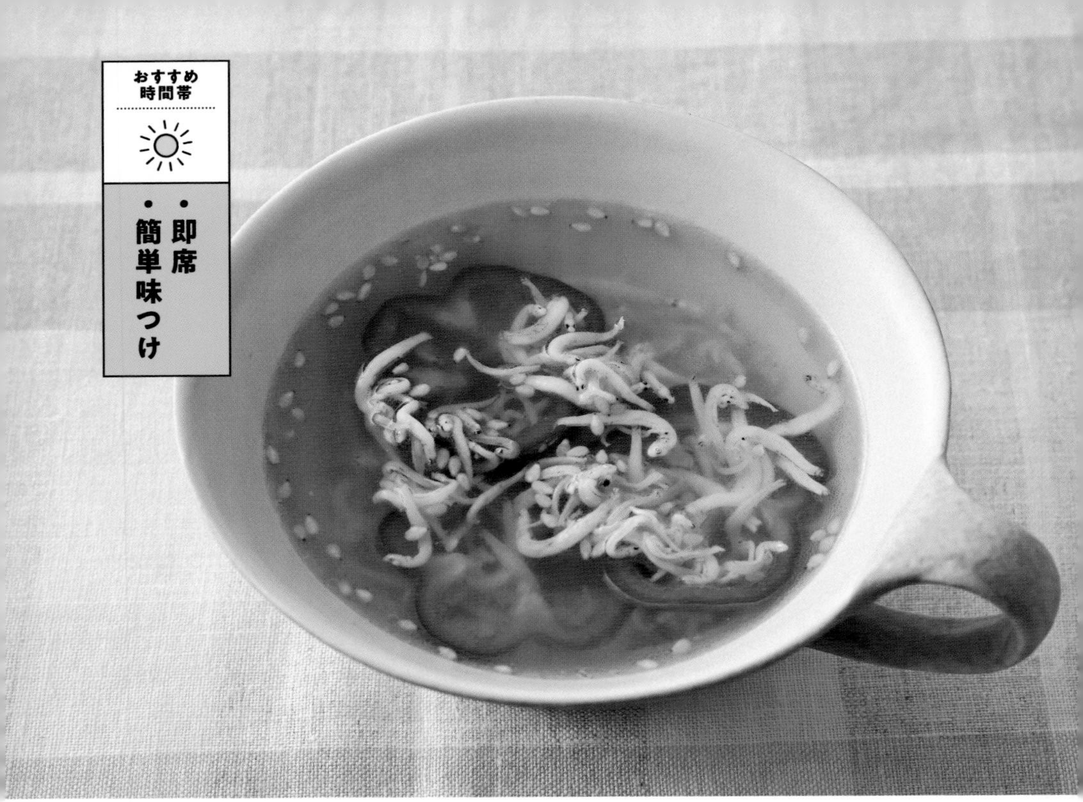

肥満予防と肌の調子を整える
ビタミンCとカルシウムを同時に!

ピーマンとしらすのスープ

ポイント食材

ビタミンC、E
ピーマン

カルシウム
しらす

材料(2人分)

ピーマン……………………1個
しらす………………………50g
水……………………………2カップ
鶏ガラスープの素、白いりごま
……………………各小さじ1
ごま油………………大さじ1/2

作り方

❶ピーマンは種をとり輪切りにする。
❷鍋にごま油を熱し、ピーマンとしらすをさっと炒める。
❸水と鶏ガラスープの素を加え、沸いたらごまを加える。

エネルギー
67 kcal

たんぱく質
4.0 g

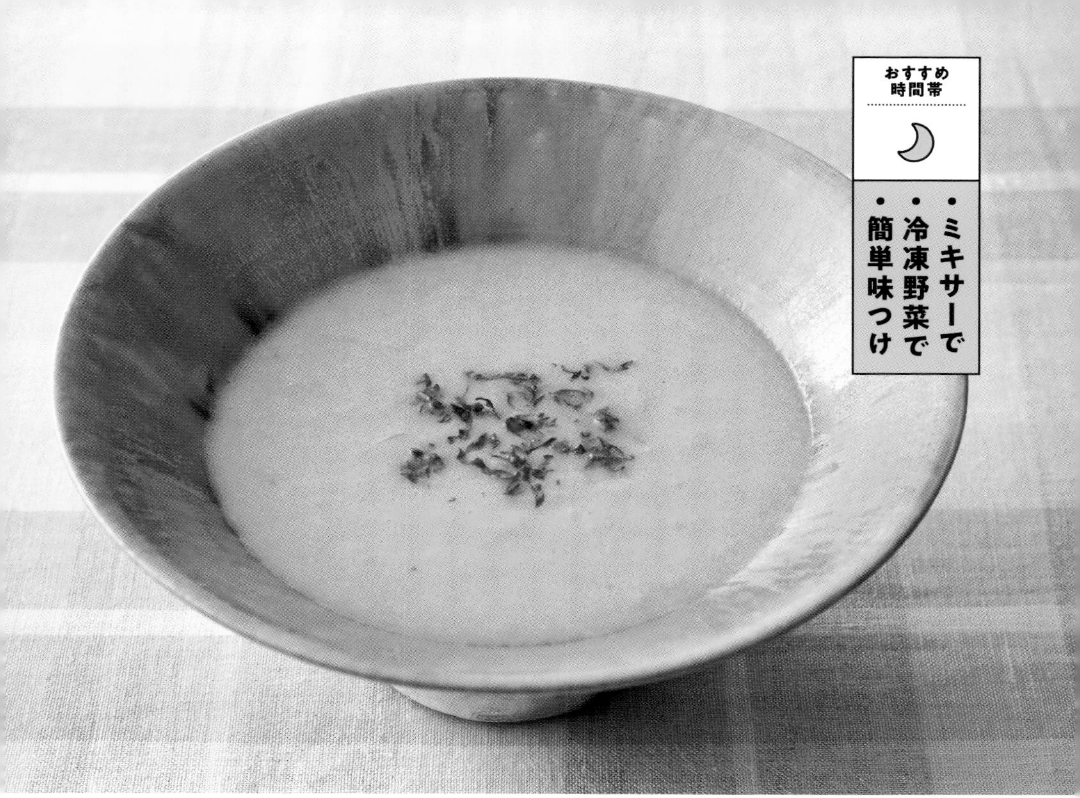

おすすめ時間帯

・ミキサーで
・冷凍野菜で
・簡単味つけ

豆腐のイソフラボンで
美髪や骨粗しょう症予防にも

豆腐のクリーミーポタージュ

材料（2人分）

木綿豆腐	1/2丁
かぼちゃ（冷凍）	200g
玉ねぎ	1/2個
オリーブオイル	大さじ1
塩	小さじ1/2
水	1カップ
パセリ（みじん切り）	少々

作り方

❶かぼちゃは電子レンジ(600W)で1分温め、玉ねぎは薄切りに。

❷鍋にオリーブオイルを熱して玉ねぎ、かぼちゃ、塩を加えてふたをし、くたっとするまで蒸し煮をする（ときどきかき混ぜる）。

❸ミキサーに水、粗熱を取った❷、豆腐をちぎって入れてかける。

❹❸を鍋に戻し入れて温め、器に盛ってパセリを散らす。

ポイント食材

大豆食品
豆腐

ビタミンE、
βカロテン
かぼちゃ

エネルギー
210 kcal

たんぱく質
6.6 g

COLUMN 5

ガマンするより、むしろ食べるべき!

やせるおやつ4選

スープばかりで飽きちゃう、たまには息抜きも…と思っていませんか?
ストレスなくスムーズにやせるためには、逆におやつを食べたほうがいいんです。
「瞬食スープ」に加えて、小腹が空いたときの
ダイエットサポート食材として活用しましょう!

やせるおやつのポイント

食欲のコントロールができる

ストレスを解消できる

「補食」として栄養を手軽に補給できる

なんだか口寂しくなる生理前や
睡眠不足のときは、特におすすめです。
おやつを食べても
太りにくい時間は15時!
ただし、「おやつ=お菓子」ではないので
くれぐれもご注意を。

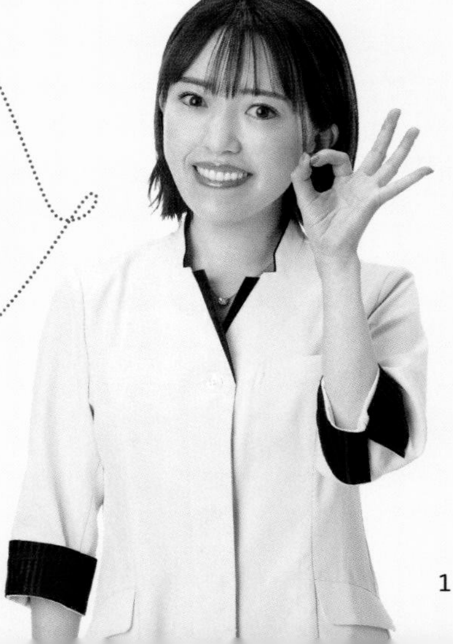

やせるおやつ

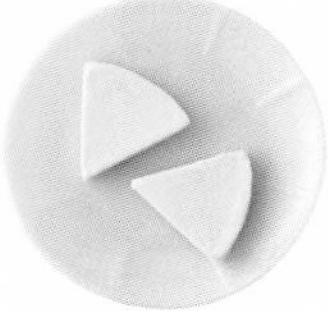

チーズ

低糖質で栄養豊富なチーズは、現代人に不足しているたんぱく質やカルシウムがたっぷり。たんぱく質は、ダイエットに重要不可欠な筋肉の材料になります。外食続きなどでたんぱく質がとれなかったときにもぴったり。

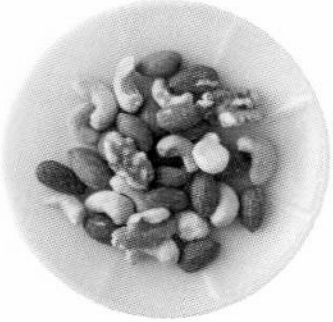

素焼きのナッツ

低糖質で栄養豊富なナッツ。ビタミン、ミネラル、食物繊維が豊富。オメガ 3、オレイン酸などの良質な脂質は満腹感をアップさせてくれます。小分けにして、1日につき1つかみ程度を目安にとり入れましょう。

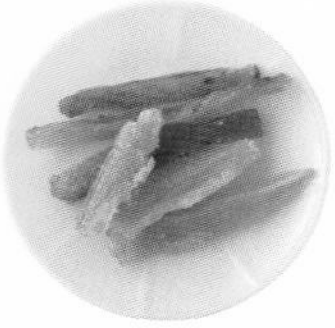

干しいも・焼きいも

さつまいもは栄養が豊富なため「準完全栄養食品」といわれます。注目すべきは白米の 10 倍の食物繊維。便秘解消効果、食欲アップ効果、血糖値の上昇を抑える効果が期待できますよ。また、さつまいものビタミン C は熱に強いのでほかの生野菜より効率よくとれます。ただし、糖質が低いわけではないので食べ過ぎには注意。干しいもは 2～3 枚、焼きいもは1/2 本程度を目安に。

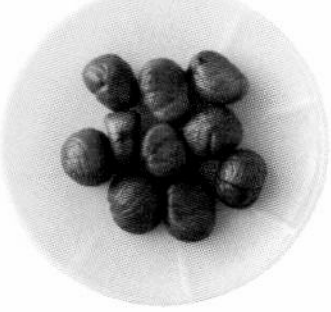

栗

ほっくり甘くておいしい栗は、ただ甘いだけではありません！　ビタミンとミネラルがたっぷりのスーパーフードなんです。ビタミン B1 は糖質をエネルギーに変換する作用があるので、糖質はすぐ消費できます。また、アンチエイジング効果のあるタンニンやビタミン C、デトックス効果のあるカリウムや食物繊維も豊富。1日につき 5 粒程度が目安です。

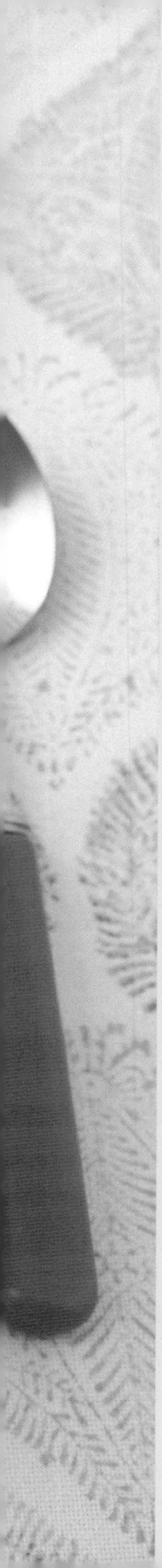

Soup 7

外出時もスープジャーで!

代謝アップ スープ弁当

外出先でも温かいスープを食べられる
スープジャーは、お手軽でかつダイエットの強い味方。
高たんぱく食材と低糖質食材を組み合わせた
ヘルシーランチで、筋力アップ&脂肪燃焼!

高たんぱくのえびとスパイスで脂肪を燃やす
昼ごはん代わりのスープ

シュリンプカレー弁当

材料(2人分)

むきえび……3尾
ブロッコリー(小房)……2〜3個
パプリカ……1/8個
玉ねぎ……1/16個
しいたけ……1個
水……1カップ
コンソメ(顆粒)、オリーブオイル、カレー粉……各小さじ1/2
クミンシード……小さじ1/2弱

作り方

❶パプリカ、玉ねぎ、石づきをとったしいたけは1cmの角切りにする。
❷鍋にオリーブオイルとクミンシードを入れて弱火にかけ、香りを出す。
❸残りの材料を入れて沸かし、2〜3分煮たらジャーに移す。

エネルギー	たんぱく質
96 kcal	8.9 g

おすすめ時間帯

・炒め煮
・スパイスで
・腹持ち◎

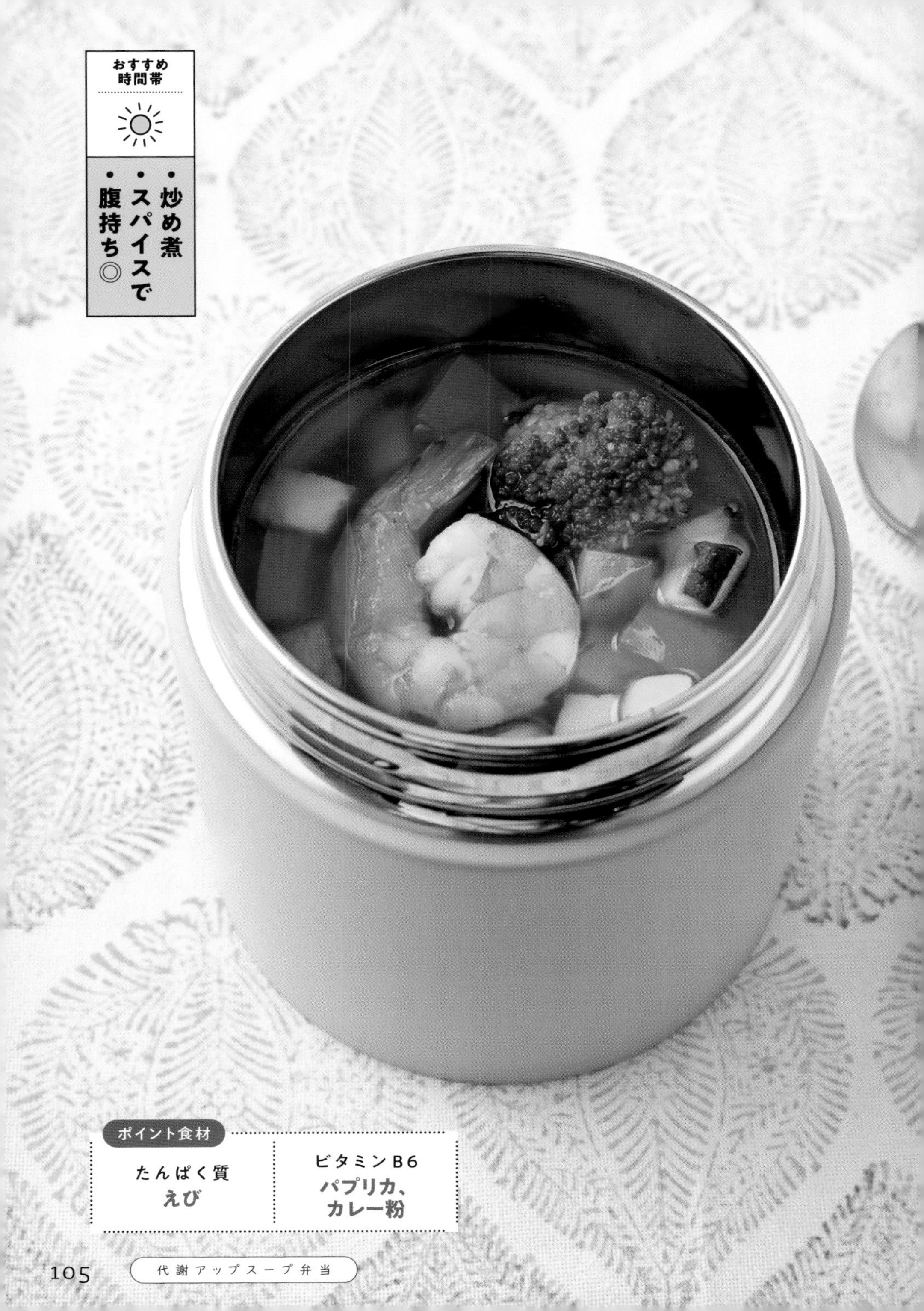

ポイント食材

たんぱく質	ビタミンB6
えび	パプリカ、カレー粉

おすすめ時間帯

・煮るだけ
・乾物で
・低糖質食材で

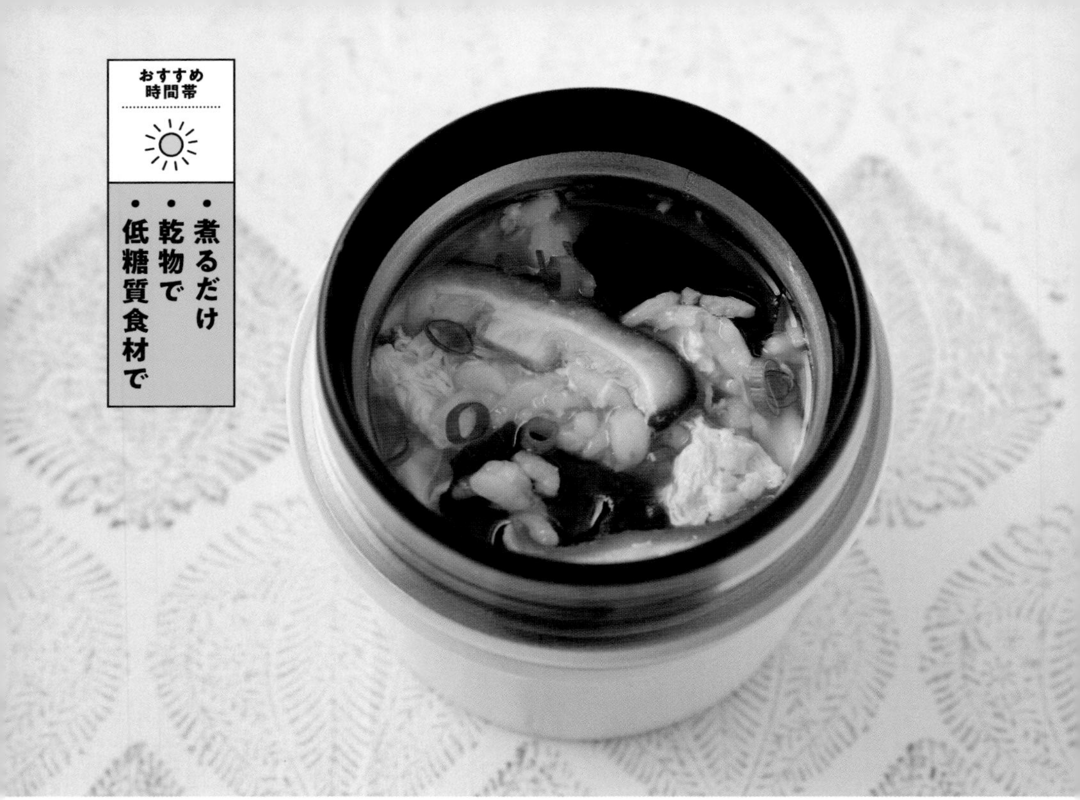

やさしい味わいの中華がゆ
食物繊維豊富なもち麦で糖質オフ

中華卵がゆ弁当

材料(1人分)

A

- ・もち麦ごはん……50g
- ・乾燥しいたけ、乾燥わかめ……各ひとつまみ
- ・水……1カップ
- ・中華スープの素……小さじ1/2
- ・しょうゆ……小さじ1
- ・にんにく(チューブ)……1cm(お好みで)

溶き卵……1個分
小ねぎ(小口切り)、白いりごま……各適量
ごま油……小さじ1

作り方

❶鍋にAを入れて沸騰させる。
❷火を止めて溶き卵を入れ、小ねぎ、白いりごま、ごま油を加える。ジャーに移す。

ポイント食材

たんぱく質
卵

ビタミンB6
ごま、もち麦

エネルギー
223 kcal

たんぱく質
8.8 g

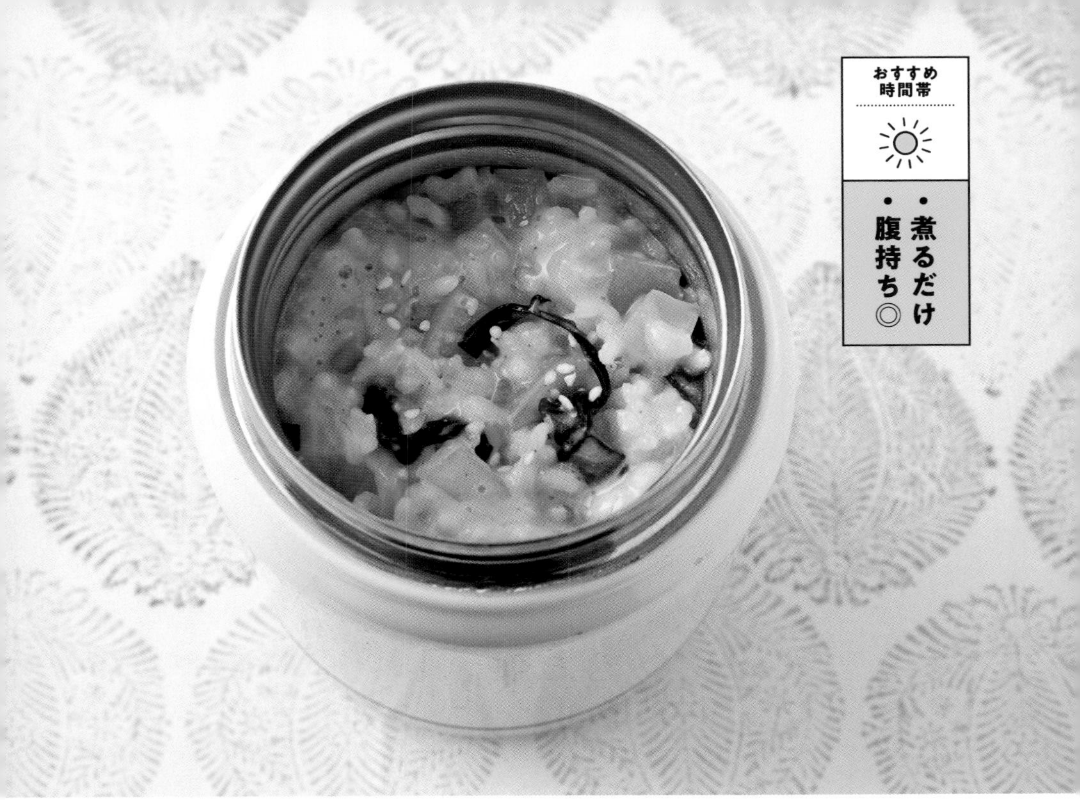

おすすめ
時間帯

・煮るだけ
・腹持ち◎

玄米なら血糖値の急上昇を抑えて
腹持ち抜群。好きな野菜と一緒に!

玄米豆乳リゾット弁当

材料(1人分)

玄米ごはん……100g
キャベツ……1枚(60g)
にんじん……1/4本
玉ねぎ……1/4個
きくらげ(乾燥)……1g
水、豆乳(無調整)…各1/2カップ
鶏ガラスープの素、オイスターソース……各小さじ1
白いりごま……小さじ1/2

作り方

❶ キャベツは食べやすい大きさに切る。にんじん、玉ねぎは1cm角にする。きくらげは水で戻し細切りにする。

❷ 鍋に水、鶏ガラスープの素、オイスターソースを入れて沸かす。

❸ キャベツ、にんじん、玉ねぎ、きくらげ、玄米ごはんを加え、とろみが出てきたら豆乳を加えて温める。ジャーに移し、ごまをふる。

ポイント食材

たんぱく質
豆乳

ビタミンB6
玄米

エネルギー
264 kcal

たんぱく質
8.0 g

おすすめ
時間帯

・注ぐだけ
・乾物で

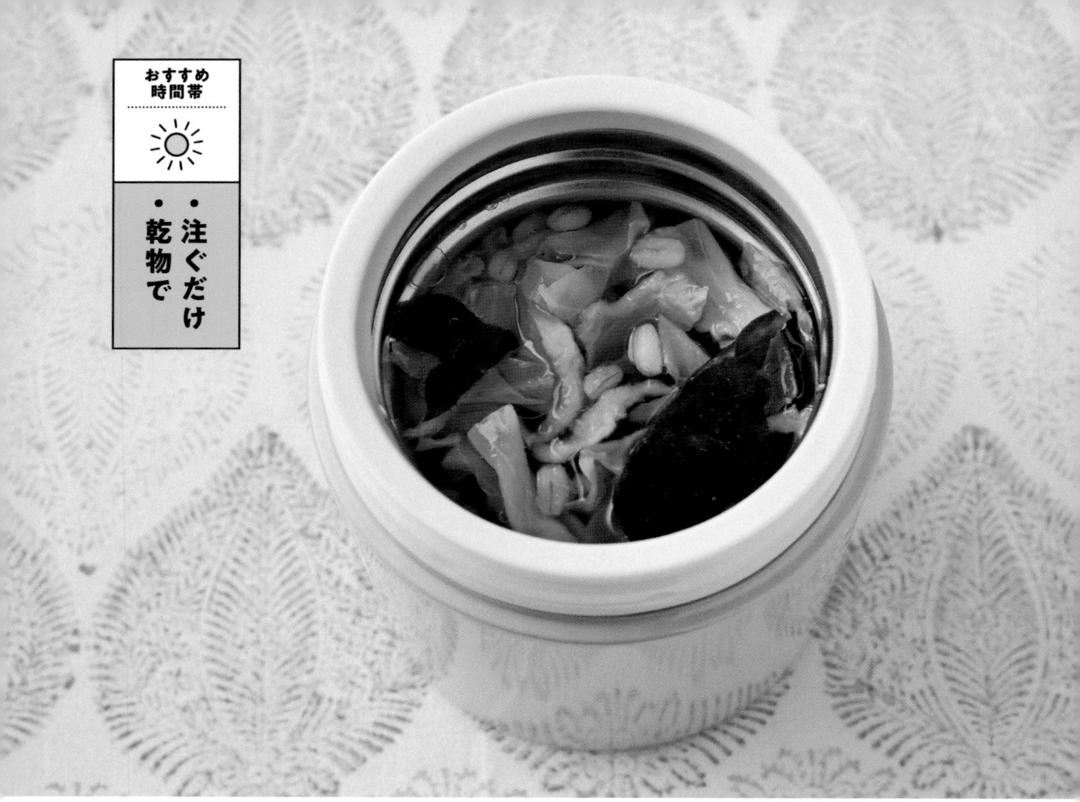

時間がない日は乾物をフル活用！
食欲コントロールにおすすめ

乾燥野菜のもち麦スープ弁当

ポイント食材

食物繊維
もち麦

材料（1人分）

もち麦	大さじ1
お湯	1カップ
和風だしの素	小さじ1/2
乾燥わかめ	小さじ1
乾燥野菜	10g
ごま油	少々

作り方

❶ スープジャーにもち麦、和風だしの素、お湯を注ぎ、ふたをしてもち麦がやわらかくなるまでおく。

❷ 乾燥野菜、乾燥わかめ、ごま油を入れる。

エネルギー
94 kcal

たんぱく質
1.8 g

COLUMN 6

脂肪を寄りつかせない!

太らない「瞬食スープ」の食べ方

	低 GI 食品	高 GI 食品
穀類	もち麦、 オートミール、玄米、 全粒粉パン	白米、 白パン、 もち
野菜	葉物野菜、 ブロッコリー、 ピーマン、きのこ類	じゃがいも、 里いも、 長いも、 にんじん
乳製品	牛乳、チーズ、 ヨーグルト	練乳

1 低GI食品を選ぶ

家にある食材や好みの具材、調味料でアレンジできるのも「瞬食スープ」の魅力。ただし、一気に血糖値が急上昇すると、脂肪の蓄積に直結してしまうので逆効果！ 食材に迷ったときは、血糖値の上昇が穏やかな低 GI 食品を選ぶようにしましょう。

2 食物繊維が多い食材から食べ始める

高 GI 食品（じゃがいも、にんじん、白米など）を使ったとしても、食物繊維を組み合わせれば血糖値の上昇を抑えられます。きのこ、海藻、野菜を組み合わせて、高 GI 食品より先に食べるようにしましょう。

おすすめ食物繊維

- きのこ
- 海藻
- こんにゃく
- オクラ
- 納豆

など

3 よく噛んで、時間をかけて食べる

「瞬食スープ」はおかずのように食べるスープが多いのが特徴。そのため、よく噛んで食べることが大切！ 唾液には血糖値を下げるホルモンである「インスリン」に似た「IGF-1」という成分が含まれているので、よく噛むことで血糖値の上昇を抑えられます。

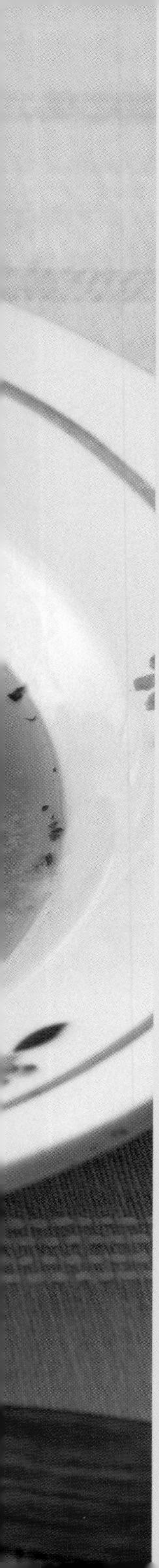

Soup 8

むくみスッキリ!

デトックススープ

老廃物をしっかり流す
カリウムなどのミネラルや食物繊維をスープに。
外食や飲み会のあとなど、食べ過ぎが気になるときの
調整スープとしてもおすすめです!

解毒作用の玉ねぎを丸ごと!
高血圧予防、コレステロール減にも期待

レンチン玉ねぎスープ

材料(2人分)

玉ねぎ(小)……2個
ミニトマト……6個
水……2カップ
コンソメ(顆粒)、粉チーズ……各小さじ2
パセリ(みじん切り)……少々

作り方

❶ 玉ねぎは火が通りやすいように、底に十字に切れ込みを入れる。
❷ 耐熱ボウルに玉ねぎ1個を入れ、ミニトマト3個、水1カップ、コンソメ小さじ1を加える。
❸ ふんわりとラップをして電子レンジ(600W)で10分加熱し、粉チーズ小さじ1、パセリをふる。もう半量も同様に調理する。

エネルギー	たんぱく質
58 kcal	2.0 g

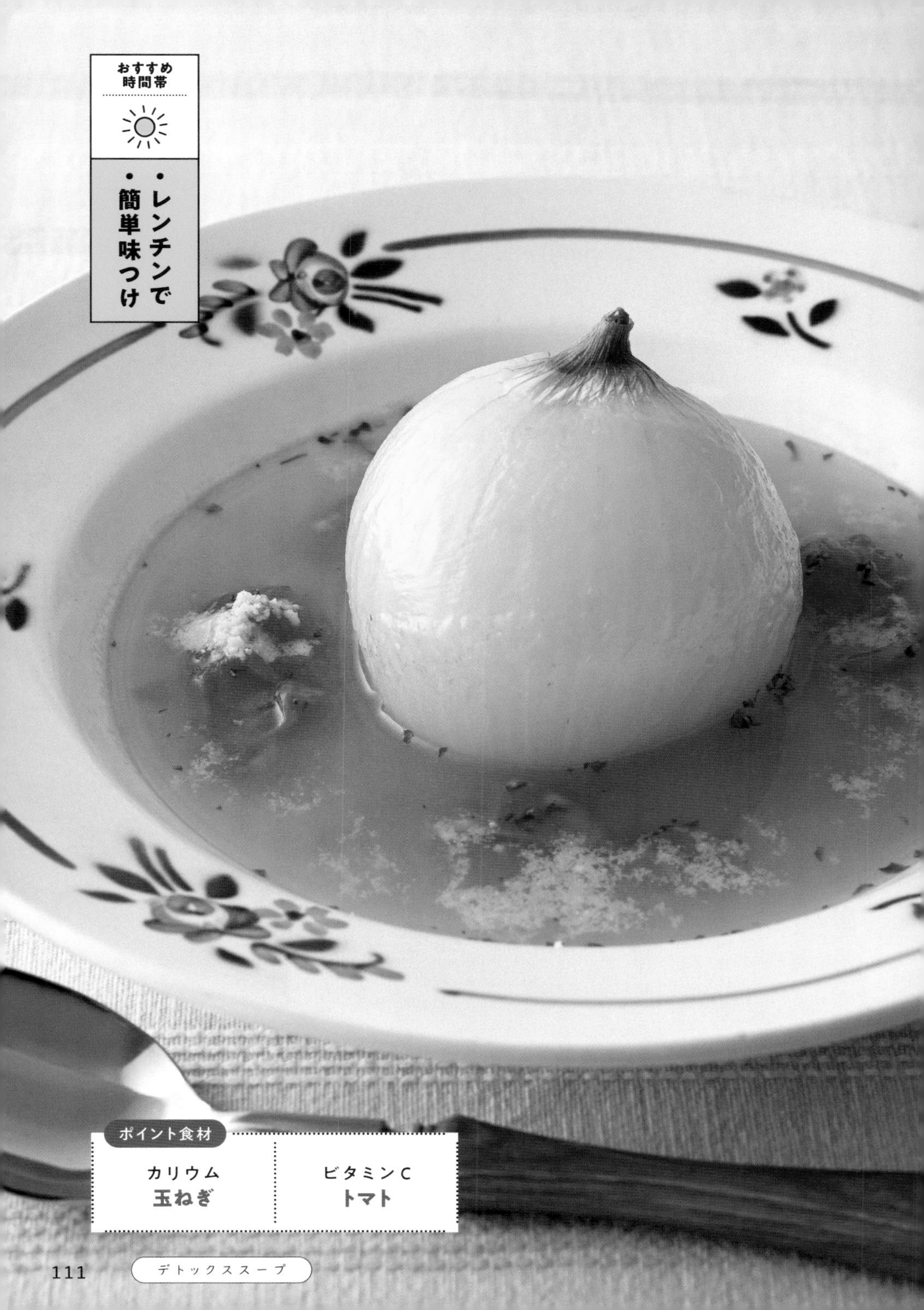

おすすめ時間帯

・レンチンで
・簡単味つけ

ポイント食材

カリウム	ビタミンC
玉ねぎ	**トマト**

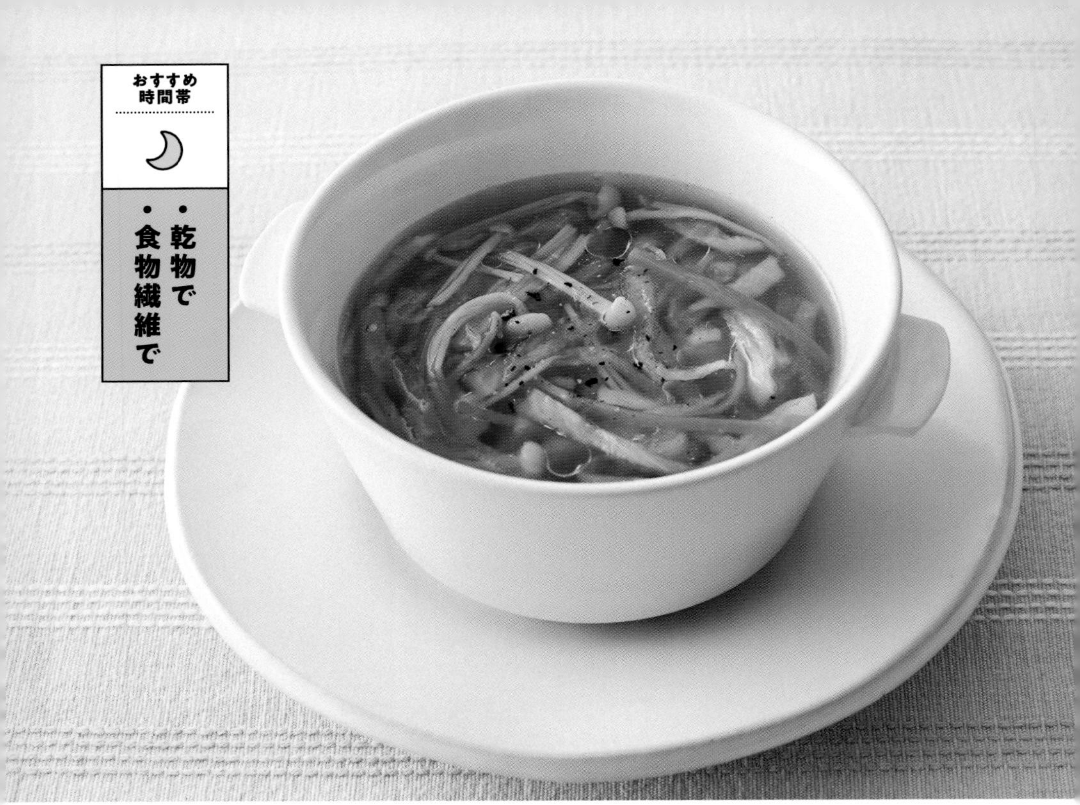

消化酵素と食物繊維が豊富
体が軽くなり、中性脂肪もスッキリ!

切り干し大根のコンソメ

ポイント食材
消化酵素、
食物繊維
切り干し大根

材料(2人分)

切り干し大根……10g
えのきたけ……1/2パック(50g)
にんじん……1/3本
A
・水……2カップ
・酒……大さじ1
・コンソメ(顆粒)……小さじ2
・しょうゆ……小さじ1
・にんにく(チューブ)…1〜2cm
粗挽き黒こしょう、オリーブオイル……各適量

作り方

❶切り干し大根は流水でよくもみ洗いする。えのきたけ(好みのきのこでも)は石づきをとり長さを半分に切る。にんじんは千切りにする。
❷鍋に❶、Aを入れて煮る。
❸粗挽き黒こしょうをふり、オリーブオイルを回しかける。

エネルギー
64 kcal

たんぱく質
1.6 g

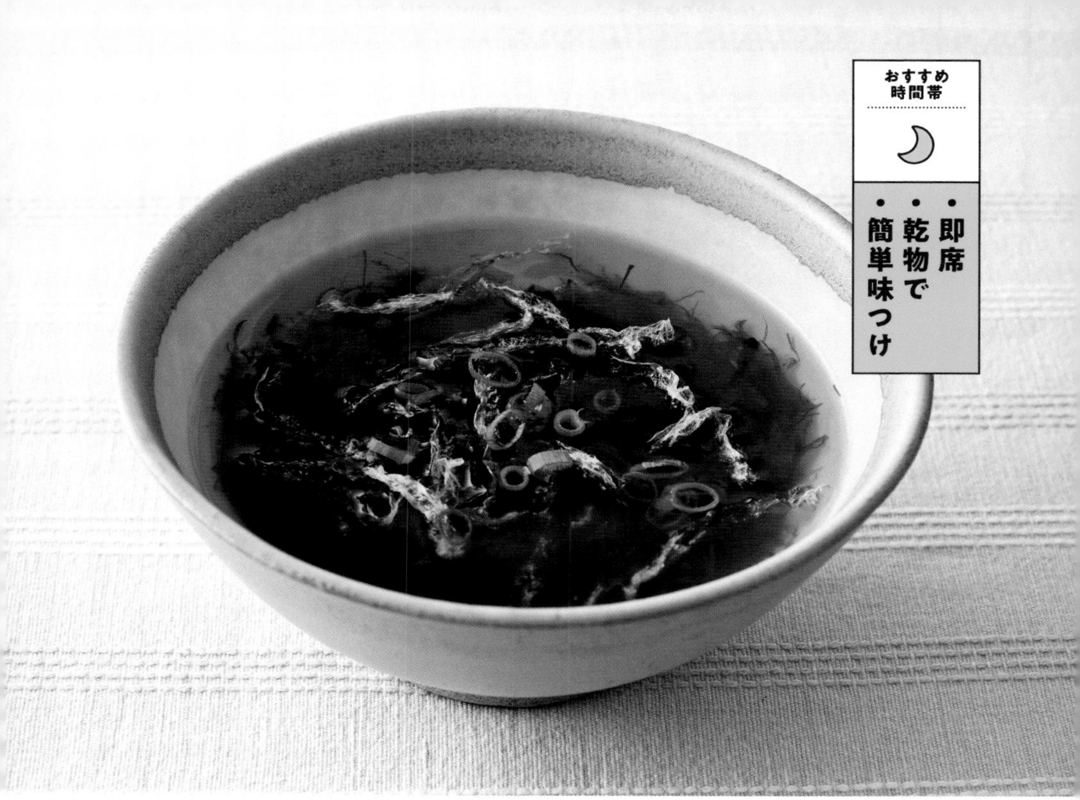

おすすめ
時間帯

・即席
・乾物で
・簡単味つけ

むくみを解消するカリウムや
腸を整える食物繊維をたっぷりと

あおさと寒天の ミネラルスープ

ポイント食材

カリウム
あおさ

食物繊維
あおさ、糸寒天

材料(2人分)

あおさ、糸寒天……各大さじ2
小ねぎ(小口切り)……2本
水……2カップ
鶏ガラスープの素……小さじ2

作り方

❶鍋に水を沸かし、鶏ガラスープの素、あおさ、糸寒天を入れて、ひと煮立ちさせる。
❷器に盛り、小ねぎを散らす。

エネルギー
18 kcal

たんぱく質
1.3 g

おすすめ
時間帯

・ほっとく煮
・簡単味つけ
・抗酸化食材で

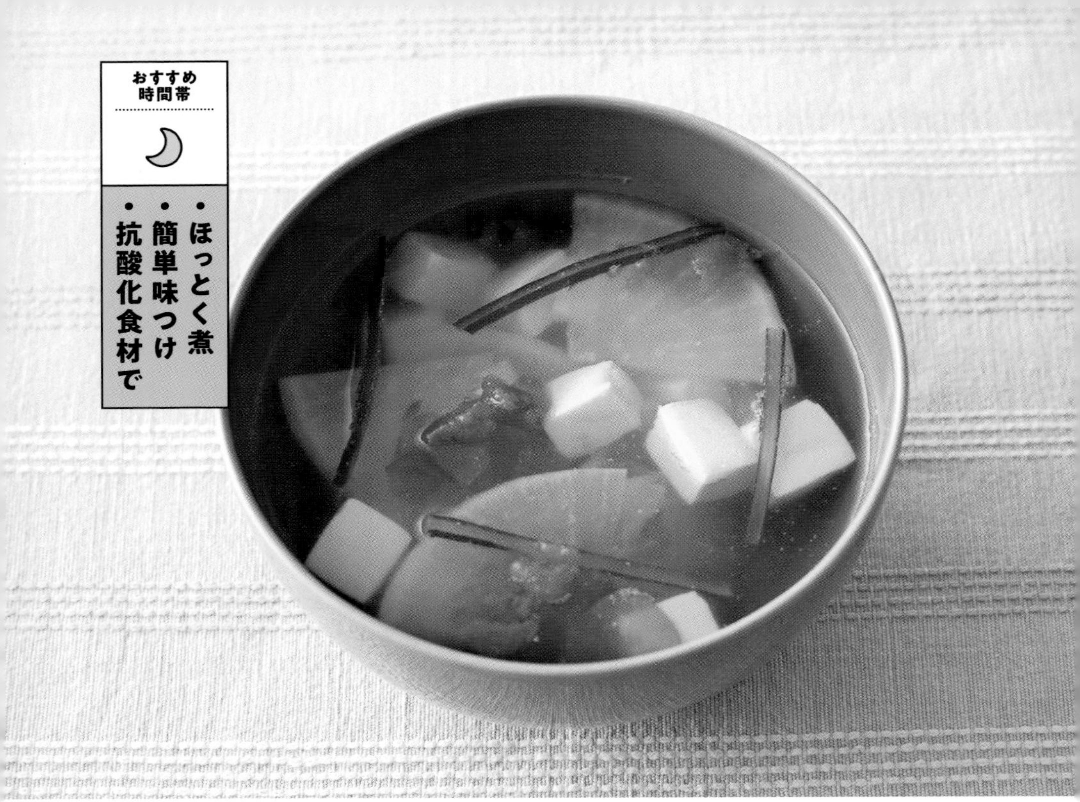

大根の消化酵素でお腹ペタンコ!
梅干しの酸味で疲労も回復

梅大根スープ

材料(2人分)

大根……………………2cm(50g)
木綿豆腐…………………1/2丁
水……………………………2カップ
だし昆布…………………5cm 角
梅干し……………………………2個

作り方

❶大根はいちょう切り、豆腐はさいの目切りにする。だし昆布は細く切る。

❷鍋に水、大根、だし昆布、ほぐした梅干しを入れて煮る。

❸大根がやわらかくなったら、豆腐を入れてひと煮立ちさせる。

ポイント食材

消化酵素
大根

クエン酸
梅干し

エネルギー
67 kcal

たんぱく質
5.3 g

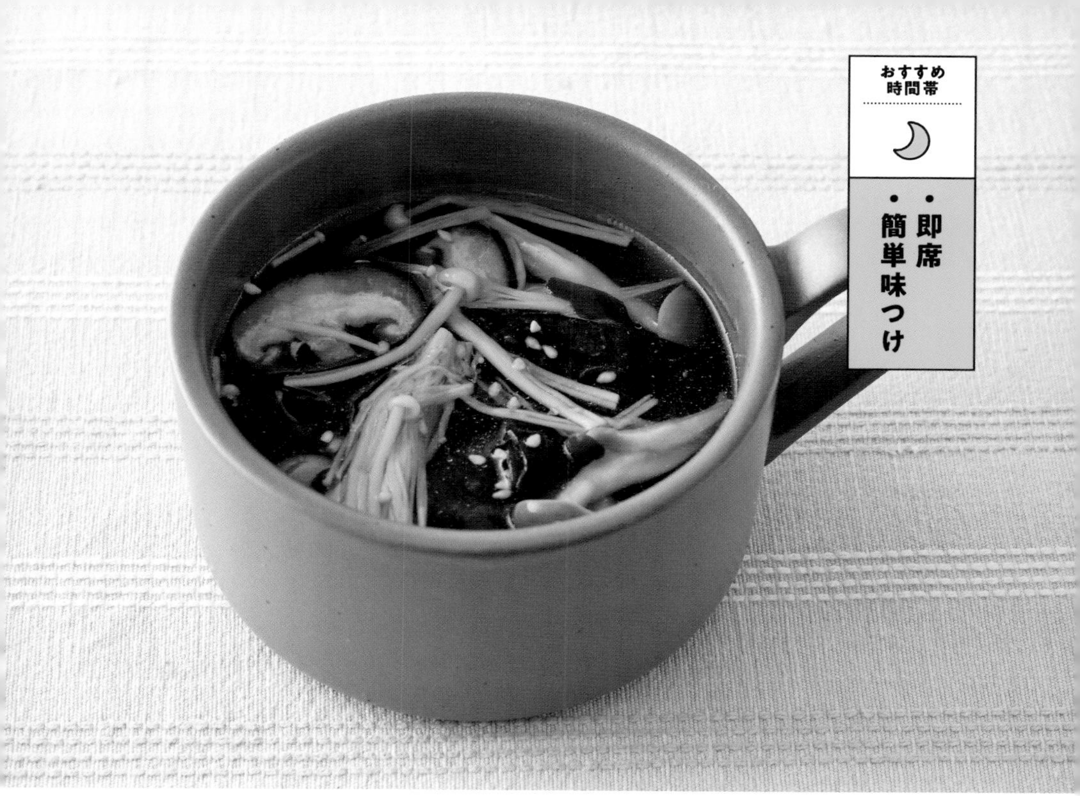

おすすめ時間帯

・即席
・簡単味つけ

いろいろなきのこを入れれば旨みアップ
好きなだけ入れて超ヘルシーに

具だくさん きのこわかめスープ

ポイント食材

ミネラル
わかめ

食物繊維
きのこ

エネルギー
54 kcal

たんぱく質
3.1 g

材料(2人分)

冷凍きのこ(しいたけ、えのきたけ、しめじ)……100g
乾燥わかめ……大さじ1
水……2カップ
ブイヨン(顆粒)……小さじ1
白いりごま……適量

作り方

❶鍋にごま以外のすべての材料を入れて煮る。
❷器に盛り、ごまをふる。

おすすめ時間帯

- 即席
- 乾物で
- 抗酸化食材で

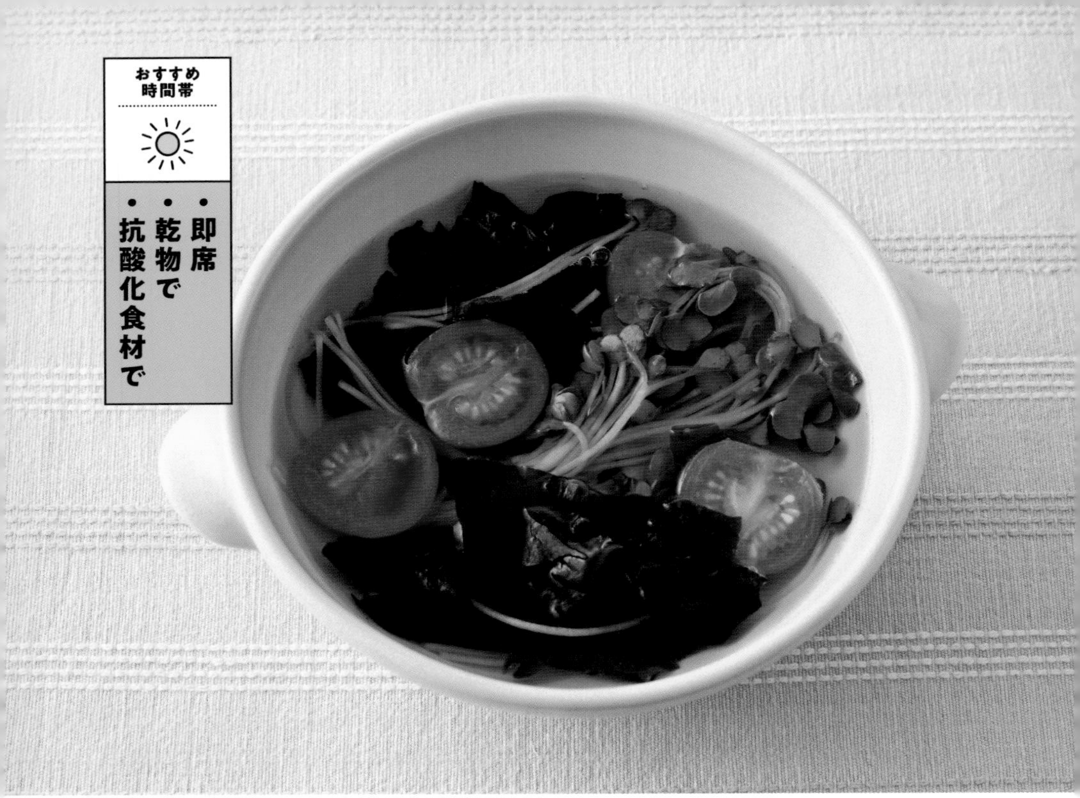

カリウムで老廃物スッキリ!
ミニトマトで美容効果もプラス

シャキシャキかいわれスープ

ポイント食材

カリウム
かいわれ大根

ビタミンC
ミニトマト

材料(2人分)

かいわれ大根……1パック(40g)
乾燥わかめ……3g
ミニトマト……6個
水……2カップ
コンソメ(顆粒)……小さじ1
塩、こしょう……各適量

作り方

❶ミニトマトは半分に切る。
❷鍋にすべての材料を入れてひと煮立ちさせる。

エネルギー
20 kcal

たんぱく質
1.0 g

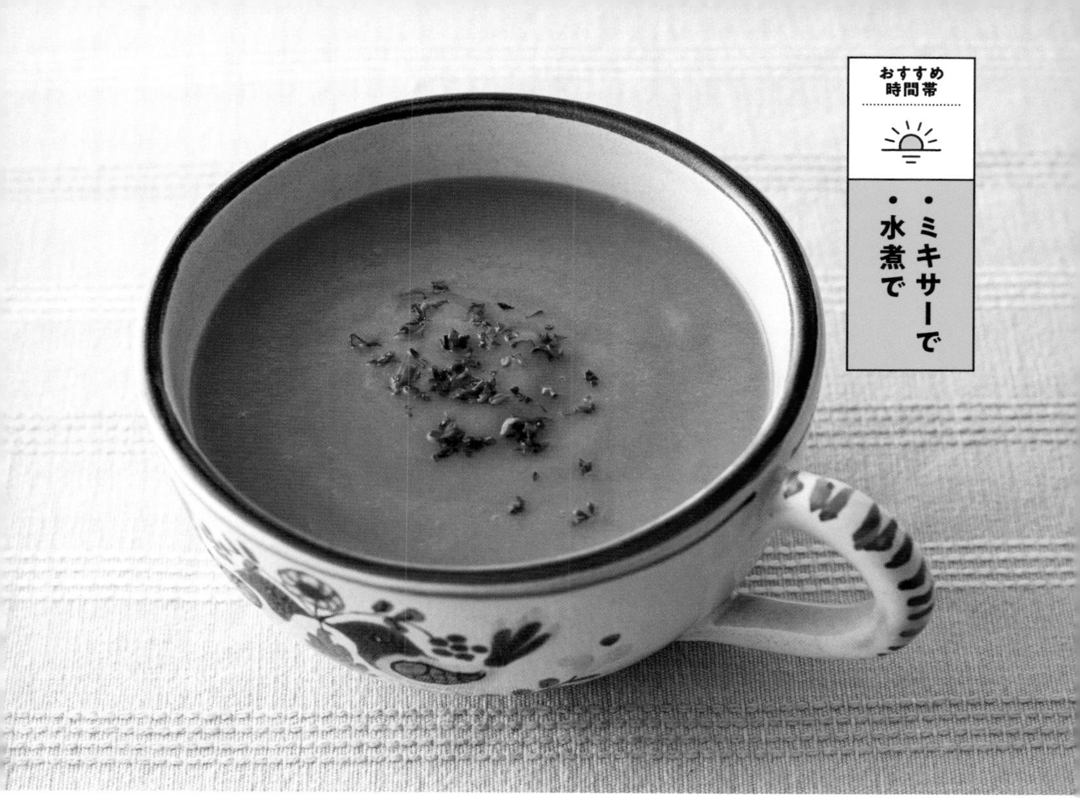

おすすめ時間帯

・ミキサーで
・水煮で

カリウムとポリフェノールで
むくみと活性酸素をとり除く!

ビーツのピンクポタージュ

材料(2人分)

ビーツ(水煮缶)…………2/3缶(固形部150g)
じゃがいも……………………1個
玉ねぎ……………………1/2個
オリーブオイル…………大さじ1
塩……………………小さじ1/2
水、豆乳(無調整)……各1カップ
コンソメ(顆粒)…………小さじ1
パセリ(みじん切り)…………少々

作り方

❶ビーツとじゃがいもは半分にして5mm幅に切る。玉ねぎは薄切りにする。

❷鍋にオリーブオイルを熱し、❶と塩を入れてさっと炒める。ふたをしてじゃがいもに火が通るまで弱火で蒸し煮にし(ときどきかき混ぜる)、水を加えてひと煮立ちさせる。

❸粗熱をとったらミキサーに入れてかける。鍋に戻し入れ、コンソメ、豆乳を加えて温める。器に盛り、パセリを散らす。

ポイント食材

カリウム
ビーツ、じゃがいも

ビタミンC
じゃがいも

エネルギー 191 kcal

たんぱく質 5.6 g

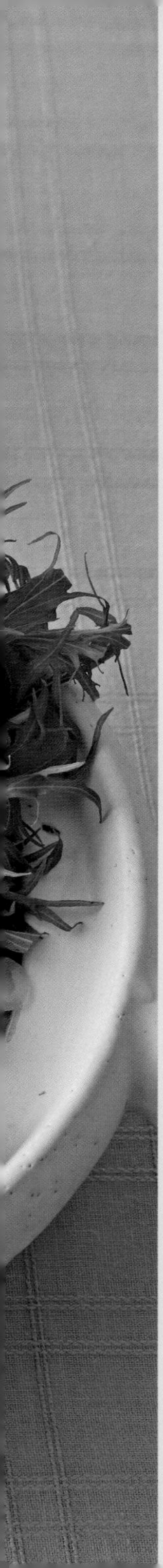

やせたいなら、しっかり食べて

脂肪が落ちる高たんぱく鍋

たんぱく質と野菜をまんべんなく
たっぷりとれて、お腹いっぱい食べても
カロリーを抑えられる鍋はダイエット向き。
ごちそう感もあるので家族の夜ごはんにぴったりです。

鶏むね肉でヘルシーに!
食物繊維、ミネラルもばっちりとれる

鶏むね肉のあっさり水炊き

材料(2人分)

鶏むね肉……1枚(300g)
水菜……1/2束(100g)
乾燥わかめ……6g
しらたき……1袋(200g)
まいたけ……1パック(100g)
水……3カップ
だし昆布……1枚
〔ポン酢〕
・しょうゆ……大さじ3
・酢……大さじ2
・レモン果汁……大さじ1
小ねぎ(小口切り)、しょうが(チューブ)……各適量

作り方

❶ 鶏肉はひと口大に、水菜は4cm幅に切る。しらたきは食べやすい長さに切る。乾燥わかめは水で戻す。まいたけ(好みのきのこでも)はほぐす。
❷ 鍋に水とだし昆布を入れてひと煮立ちさせたら、❶を入れて煮る。
❸ ポン酢の材料を混ぜて、小ねぎやしょうがとともにいただく。

エネルギー	たんぱく質
175 kcal	24.3 g

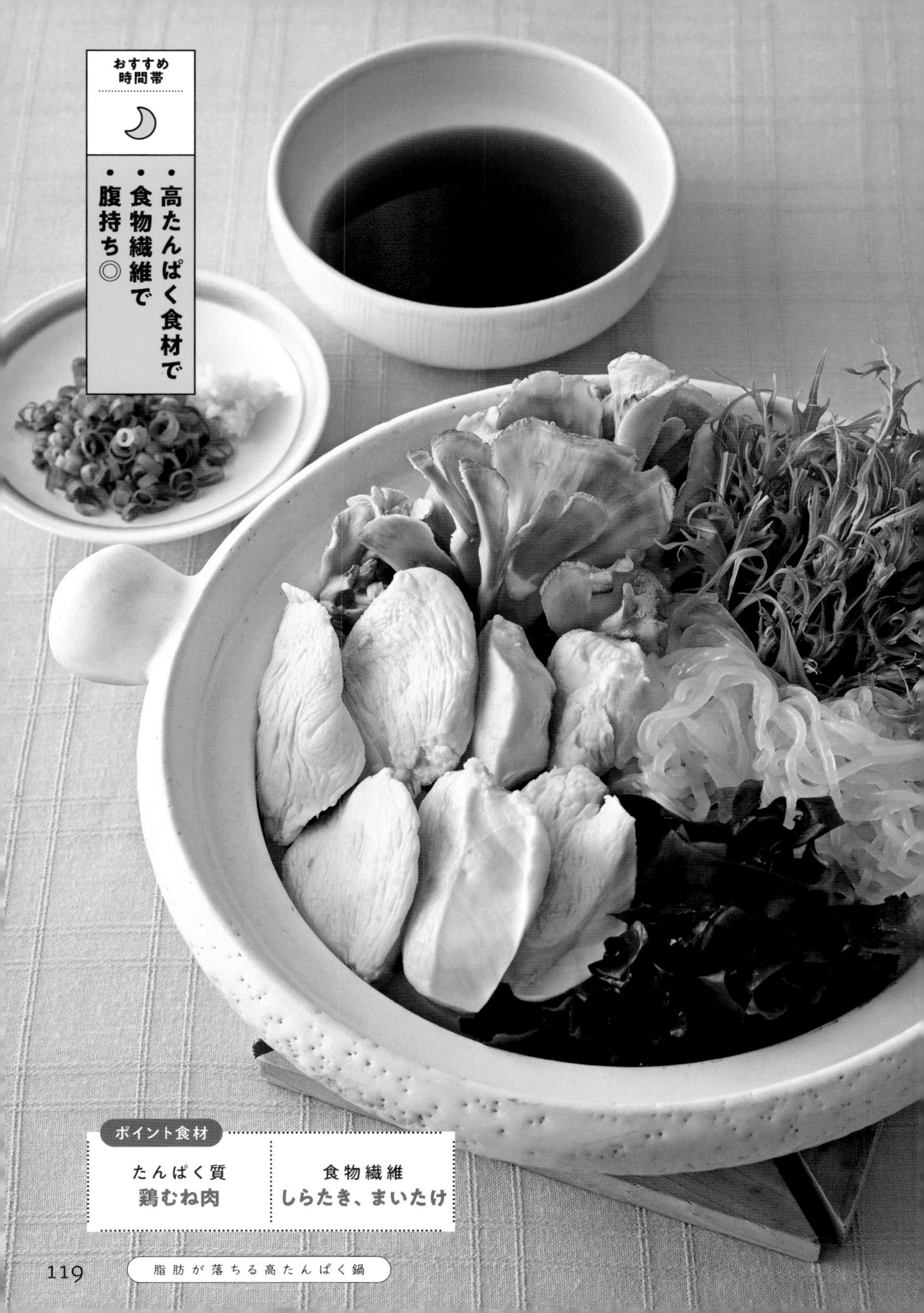

おすすめ
時間帯

・高たんぱく食材で
・食物繊維で
・腹持ち◎

ポイント食材

たんぱく質	食物繊維
鶏むね肉	しらたき、まいたけ

おすすめ
時間帯

- 高たんぱく食材で
- ピーラーで
- 抗酸化食材で

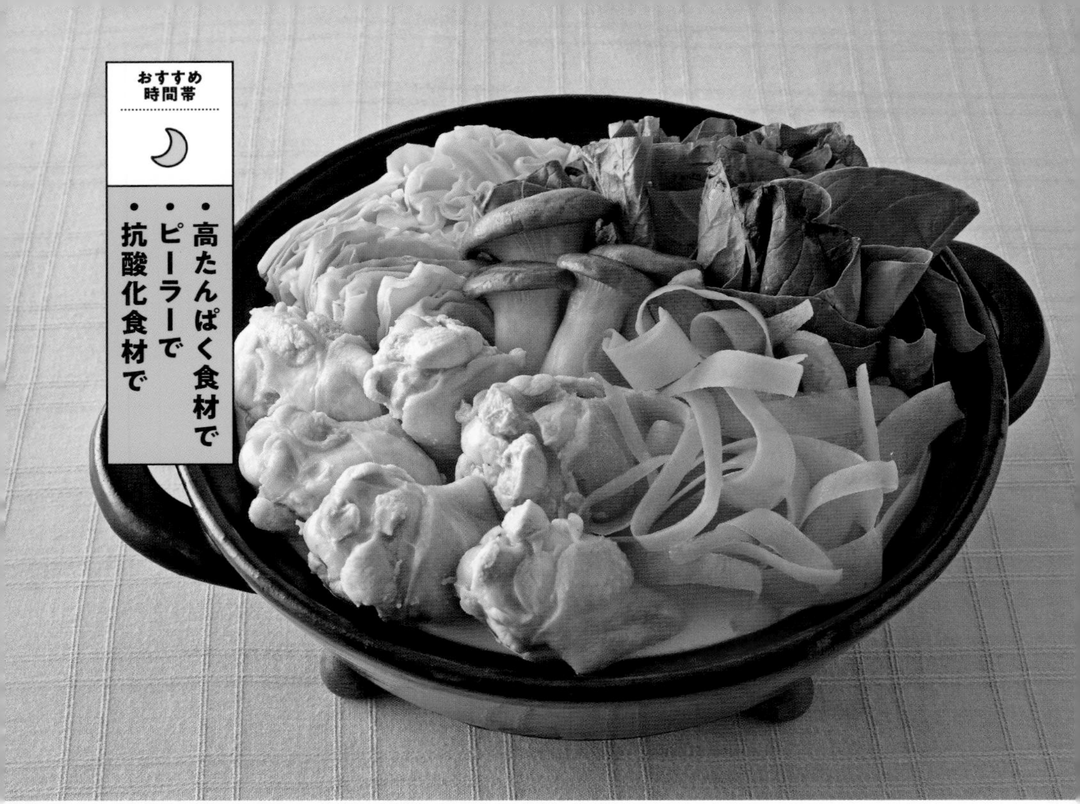

豆乳ベースのほっこり味
緑黄色野菜で老化を予防!

手羽元の豆乳鍋

材料(2人分)

鶏手羽元	6本
キャベツ	1/4個
にんじん	1/2本
エリンギ	1パック(50g)
ほうれん草	1/2束
水	2カップ
酒、しょうゆ	各大さじ1
コンソメ(顆粒)	小さじ1
豆乳(無調整)	1カップ

作り方

❶キャベツ、ほうれん草はざく切りにし、にんじんはピーラーで薄く切る。エリンギ(好みのきのこでも)は縦半分にし、長さを半分に切る。

❷鍋に水、酒、しょうゆ、コンソメを入れて沸かす。

❸具材を加えて2〜3分煮たら、豆乳を加えてひと煮立ちさせる。

ポイント食材

たんぱく質
鶏手羽元、豆乳

βカロテン
ほうれん草、にんじん

エネルギー
270 kcal

たんぱく質
21.2 g

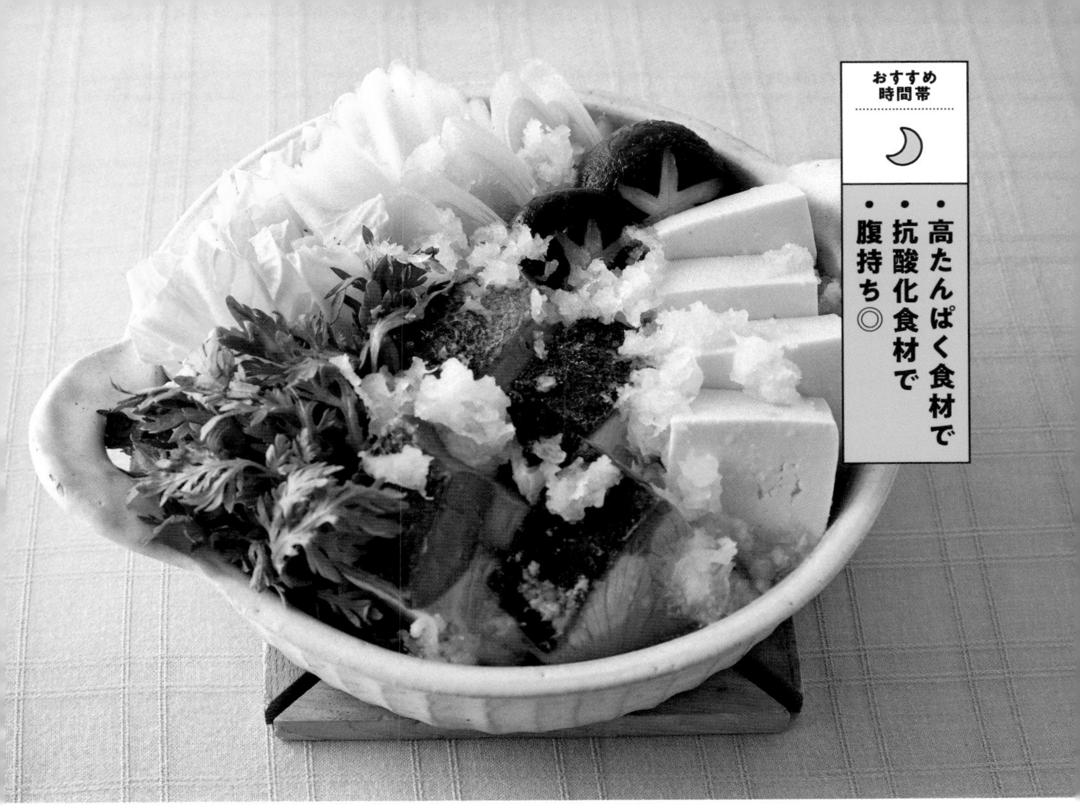
おすすめ
時間帯
・高たんぱく食材で
・抗酸化食材で
・腹持ち◎

不飽和脂肪酸が豊富なぶりで
中性脂肪を減らせる!

ぶりのみぞれ鍋

材料(2人分)

- ぶり……2切れ(160g)
- 大根おろし……200g
- 白菜……1/8個
- 長ねぎ……1/4本
- 春菊……1束(200g)
- しいたけ……2枚
- 木綿豆腐……1/2丁

〔スープ〕

- ・だし汁……3カップ
- ・しょうゆ……大さじ3
- ・みりん……小さじ2
- ・酒……大さじ2
- ・しょうが(チューブ)……少々

作り方

❶ ぶりは食べやすい大きさに切る。白菜はそぎ切り、長ねぎは薄切り、春菊はざく切りにする。しいたけは石づきをとる。豆腐はひと口大に切る。

❷ だし汁(水3カップ、和風だしの素大さじ1/2)を煮立たせ、残りのスープの材料を入れる。

❸ 沸騰したら白菜を入れ、白菜に火が通ったらぶり、豆腐、春菊、長ねぎ、しいたけを入れ、大根おろしを加える。

ポイント食材

たんぱく質
ぶり、豆腐

不飽和脂肪酸
ぶり

エネルギー
355 kcal

たんぱく質
25.3 g

おすすめ
時間帯

・高たんぱく食材で
・炒め煮
・簡単味つけ

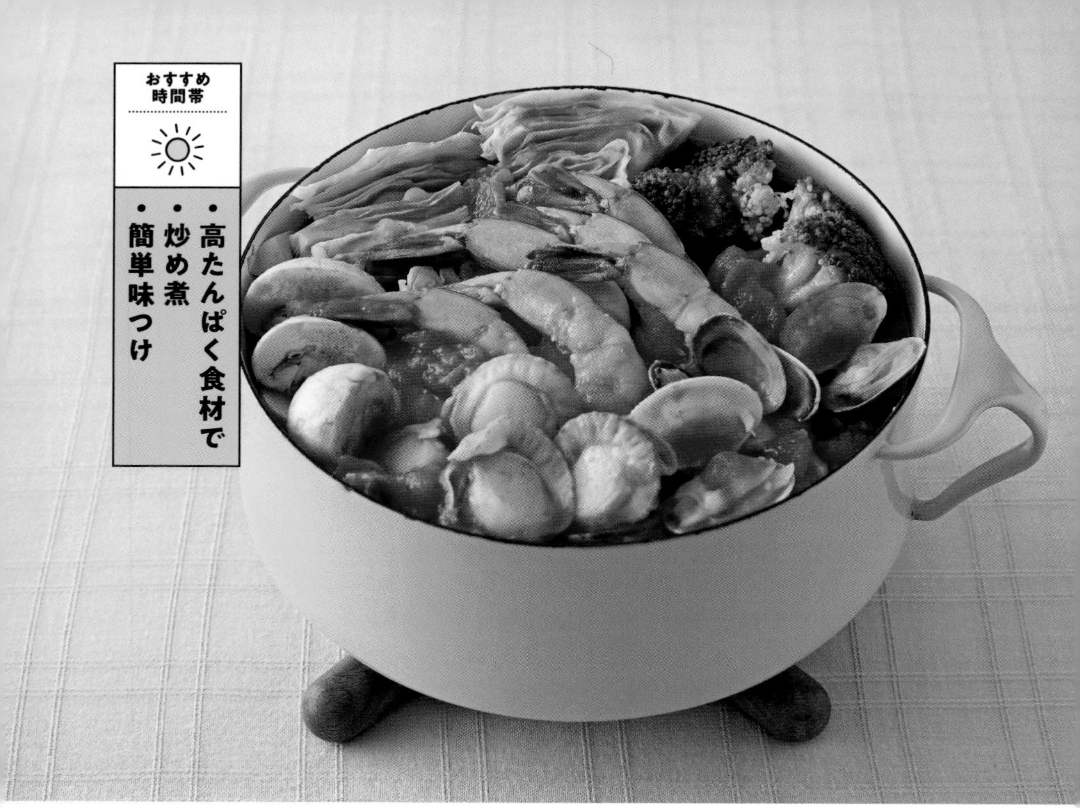

高たんぱく、低脂肪なシーフードと
ビタミンB6で代謝アップ！

海鮮トマトスープ鍋

材料（2人分）

えび……6尾
ほたて……4個（80g）
あさり……100g
キャベツ、ブロッコリー…各1/4個
マッシュルーム……4個
トマト缶（ホール）……1個
にんにく……1片
水……2カップ
白ワイン……1/4カップ
ブイヨン（顆粒）……小さじ3
ローリエ……1枚
オリーブオイル、粗挽き黒こしょう……お好みで

作り方

❶えびは殻をむき、背わたをとる。あさりは砂抜きする。キャベツはざく切りにし、ブロッコリーは小房に分け、マッシュルームは縦半分に切る。にんにくはつぶす。

❷鍋ににんにく、水、白ワインを入れて沸かし、ブイヨン、ローリエ、トマト缶をつぶしながら加える。

❸❶を加えてふたをし、あさりの殻が開くまで煮る。お好みでオリーブオイルと粗挽き黒こしょうをかける。

ポイント食材

たんぱく質
えび、ほたて、あさり

ビタミンB6
にんにく、トマト、ブロッコリー

エネルギー
238 kcal

たんぱく質
24.0 g

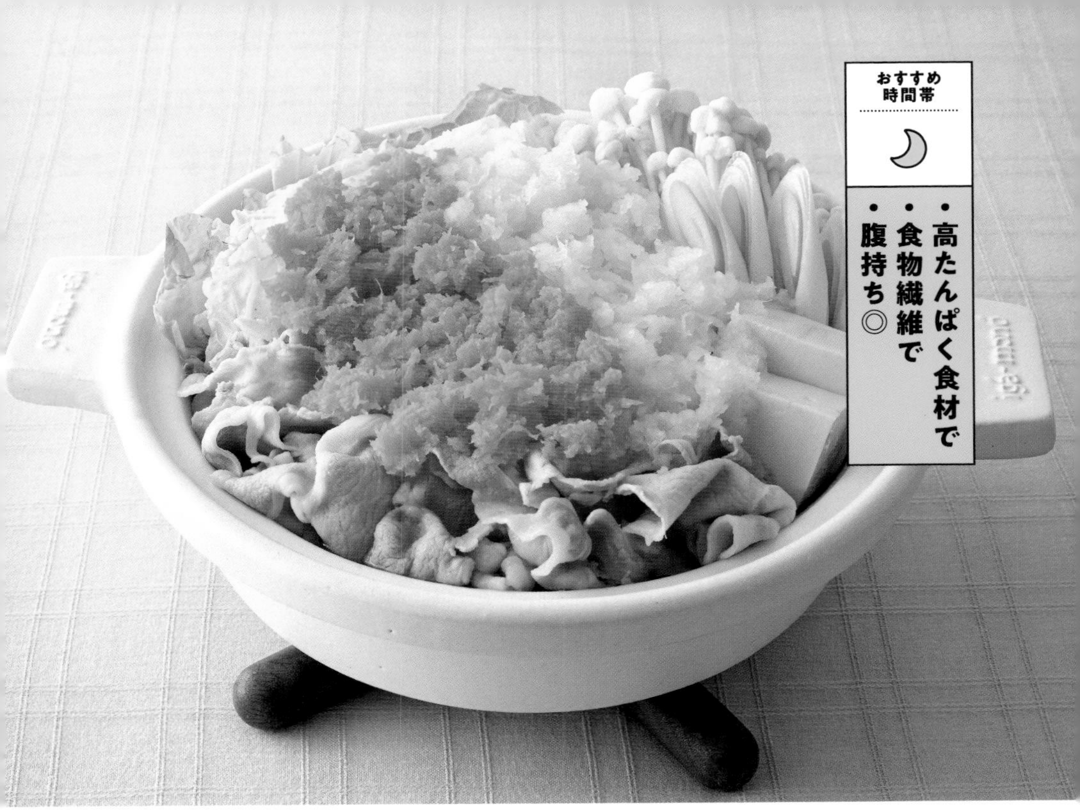

おすすめ時間帯

・高たんぱく食材で
・食物繊維で
腹持ち◎

おろしにすれば吸収率もアップ
免疫力アップを目指せる

大根とにんじんの紅白鍋

材料(2人分)

豚しゃぶしゃぶ用肉……200g
大根おろし(水気を絞る)…200g
にんじんおろし(水気を絞る)……100g
白菜……1/8個
長ねぎ……1本
えのきたけ…1/2パック(50g)
木綿豆腐……1/2丁
A
・水……3カップ
・白だし……2/5カップ
・酒……大さじ3
・みりん……小さじ3
・しょうが(チューブ)…3cm

作り方

❶ 白菜、長ねぎ、豆腐、石づきをとったえのきたけは食べやすい大きさに切る。

❷ 鍋にAを入れて沸かし、豚肉と❶を加えて煮る。大根おろし、にんじんおろしを入れてさらにひと煮立ちさせる。

ポイント食材

たんぱく質
豚肉、豆腐

βカロテン
にんじん

消化酵素
大根

エネルギー
378 kcal

たんぱく質
26.1 g

COLUMN 7

やせ効果抜群!

スープ同様、毎日の日課におすすめドリンク

女性は水分をためておけないため、水分をこまめにとって体に満たしておくことが大切です。
スープで水分をとるほかにも水をちょこちょこ飲んだり、
効能のあるダイエットドリンクをとり入れるのもおすすめです。
ダイエットをサポートする力のあるドリンクは世の中に数多く存在していますが、
飲んだけど効果がなかった、味がまずくて続けられなかったという人も多いのではないでしょうか?
ドリンクは毎日飲み続けることで効果を発揮します。
「味よし」「簡単に手に入る」「低価格」の三拍子そろったドリンクをご紹介します!

飲むのは避けて! NGドリンク

フルーツジュース

カフェオレ

清涼飲料水

甘味料や砂糖には要注意! 血糖値が急上昇すると体は脂肪をためこもうとして、太る原因になります。

甘味料や添加物が多いドリンクは避けましょう

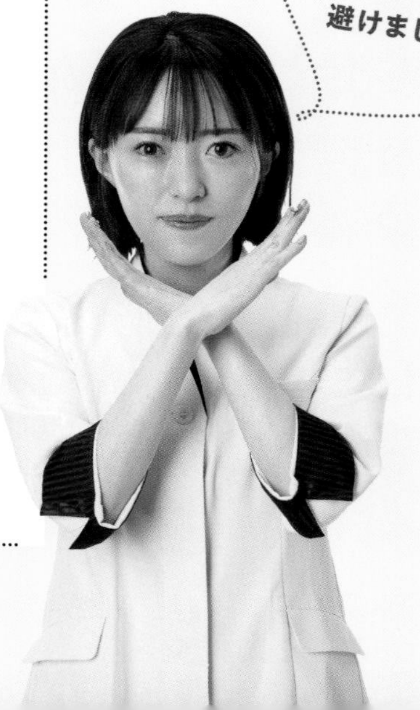

やせるドリンク

りんご酢

お酢を飲み続けたグループとそうでないグループで比較したところ、飲み続けたグループは内臓脂肪や体重・中性脂肪の減少、血糖値の上昇の抑制効果が見られたという研究結果があります。酢に含まれる酢酸、クエン酸、アミノ酸などの効果だといわれています。なかでもリンゴ酢にはデトックス効果のあるカリウムが豊富。じわじわ脂肪を落とすだけでなく、デトックスによる即効やせ効果も期待できます。水や炭酸水で割って飲みましょう。

アーモンドミルク

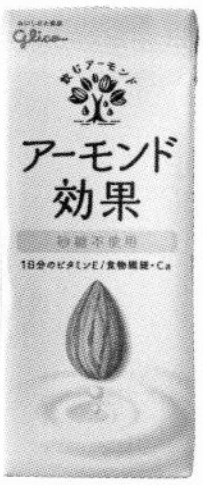

他のミルク類より圧倒的にヘルシーで、ビタミンEが豊富。アンチエイジングだけではなく代謝の低下予防にも効果的です。食物繊維が豊富なので、便秘解消・腸内改善効果も期待できます。便秘がちのダイエッターさんにおすすめ！

アーモンド効果 砂糖不使用（200ml）／江崎グリコ

レモン水

レモン果汁にはクエン酸、ビタミンCなどの代謝アップ効果のある成分や、デトックス効果のあるカリウムが含まれています。「食前にレモン水を飲むと、食後血糖値の上昇をゆるやかにすることができた」という研究結果も出ていて、生活習慣病の予防にも効果的。食事の20分前に飲んでおくのがおすすめです。ほか、炭酸水で割ったり、レモン白湯《さゆ》にして飲んでも◎。

ルイボスティー

ノンカフェインなので飲み過ぎによるリスクが低く、SODという酵素は抗酸化作用がありアンチエイジングに効果的。むくみ改善、アレルギー予防、便秘解消、リラックス効果もあります。抗酸化の作用を最大限にとりたいなら5～10分煮出して飲むのがおすすめ。独特な味や香りが苦手な人はシナモンやレモン、ミルクを加えてみて。

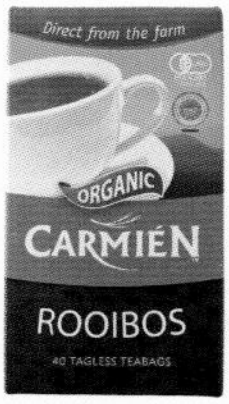

オーミエン オーガニックルイボスティー
（40パック）／オーバーシーズ

コーヒー（ブラック）

コーヒーに豊富なカフェインやクロロゲン酸というポリフェノールには、代謝アップ効果や脂肪燃焼をサポートする効果があります。またアロマ効果によってストレスを軽減し、食欲を抑える効果も期待できます。1日2杯まで、夕方以降は避けて飲みましょう。

トマトジュース

どうしても時間がないとき、食欲がないときの栄養摂取としておすすめなのが野菜ジュースです。なかでもトマトジュースは甘味料なしのものがほとんどで、カロリーも低い！トマトはファイトケミカルのリコピンが豊富で代謝の低下と老化を防止。善玉コレステロールを増やす効果もあります。できれば無塩のものを選びましょう。

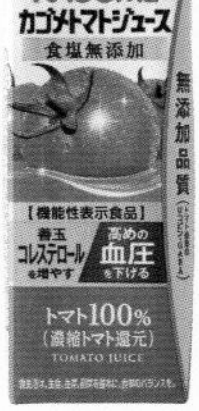

カゴメトマトジュース 食塩無添加（200ml）／カゴメ

※ここで紹介した商品は、スーパーやネットショップ等でお買い求めください。

おわりに

「やせるため」のサプリ・食事制限・運動は必要なし！
「一生もののやせ体質」が〝食べるほど〟に手に入れられる！
太らない食事法を身につけたら、ずっとキレイで健康的な体になれる！

それが、私が提唱しているダイエット法です。

私がお伝えしている情報は、一時的な食事療法ではなく、あなたの食習慣そのものを改善していくものです。一度マスターしてしまえば、一生ものの知識となり、ずっと栄養バランスのとれた食事をとり続けることができるようになります。

つまり、食生活を根本的に改善できるので、あなた自身は一生太ることのない体質を手に入れることができます。そして、さらに旦那さまやお子さまにとっても、理想的な食生活を過ごすことができるようになります。はじめは自分自身のために始めたダイエットが、気づけばあなた自身だけではなく、あなたの家族までもが健康で幸せに過ごせる環境を手に入れられるということです。運動ができない高齢の方のダイエットにも向いています。

私たちの体は食べたもので作られ、体は最終的には自分自身でしか変えられません。あなたが日々選んで食べたものの積み重ねで「あなたの体と未来」が変わっていきます。もしかすると、時には、ゴールへの道から少し外れることがあるかもしれません。ただ、あなたが自然と栄養のある食事を「食べたい！」と思えるようになるまで、一緒にその変化を楽しみ「ダイエットからの卒業」の道のりを歩みませんか？

体と心が必要な栄養素で満ちてくると、見える世界もどんどん変わっていきます。食が未来のあなたを作り、食で未来のあなたに出会うのです。この機会に、新しい扉を開いて、今まで実現することが難しかった、理想の自分に変身する第一歩を踏み出してみませんか？

松田リエ

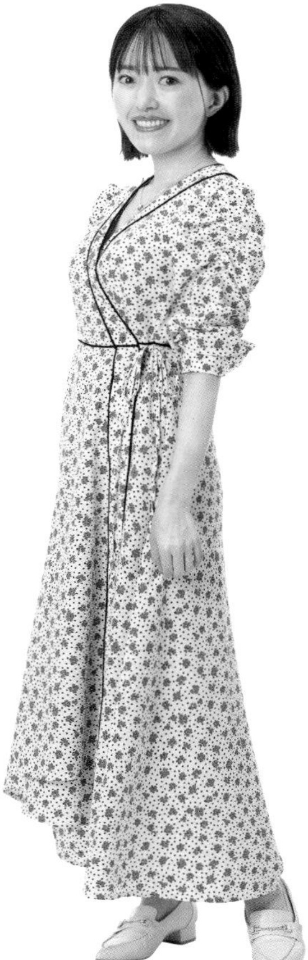

松田リエ（マツダ リエ）

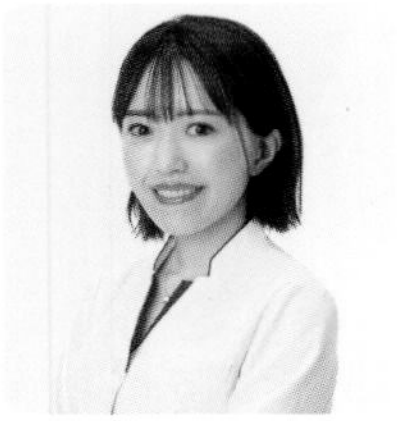

看護師・保健師・ダイエット講師 Belle Lus株式会社代表取締役。Belle Life Style 協会代表理事。1986年生まれ。二児のママ。看護師としてがん患者のケアを担当後、保健師として従事。成人の健康教育、メタボリックシンドロームや糖尿病患者への保健指導を行う。この経験から、食卓を担う人が栄養や体の知識を身につけないと 、食習慣はよりよくならないことに気づく。自身が食生活で自然に 12kg やせた経験を生かし、食べやせダイエット専門講師として起業。ダイエット相談に来る人の多くが面倒くさがりやであることに着目した、すぐとり入れられる食事メソッド本『ずぼら瞬食ダイエット』(2022 年 小学館)が大ヒット。ダイエット界に「# 瞬食」ブームを巻き起こし、受講生2500人以上をダイエット成功に導く。著書多数。Amebaダイエットブログ等、SNS 総フォロワー数 46 万人。

Instagram @matsuda_rie8
X @rie_matsuda
YouTube 「松田リエ‖おうちで食べ美」

ご購入してくださった皆さまへ

「やせ体質になる簡単3STEP」&購入者限定特典！

実践的な「やせ体質になる3STEP」&書籍購入者限定「こんなときはスープを飲もう！ おすすめのタイミング3選」をプレゼント！ 下記、LINE@ の QR コードよりご登録ください。

LINE@

1日2杯！脂肪燃焼！

ずぼら瞬食スープダイエット

2023年10月30日　初版第1刷発行
2023年11月21日　第2刷発行

著者　松田リエ
発行者　五十嵐佳世
発行所　株式会社 小学館
〒101-8001 東京都千代田区一ツ橋2-3-1
編集 03-3230-9173　販売 03-5281-3555
印刷　TOPPAN株式会社
製本　株式会社 若林製本工場

料理・スタイリング　片山愛沙子
撮影　武井メグミ（料理）　黒石あみ（人物）（小学館）
マンガ　てらいまき
ブックデザイン　小口翔平+嵩あかり（tobufune）
本文デザイン　三好誠（ジャンボスペシャル）
北田雄一郎
料理アシスタント　瀧原櫻
栄養成分計算　尾形明莉（Belle Lus）
DTP　昭和ブライト
校閲　田中修
編集　宮崎由美　五十嵐佳世（小学館）
マーケティング　椎名靖子・鈴木理彩（小学館）
制作　尾崎弘樹・斉藤陽子（小学館）
協力　Belle Life Style 協会　Belle Lus 株式会社

ISBN978-4-09-311550-6